Infermiera

in

Neurochirurgia

La Guida Completa

SILVIA REALI

Indice dei contenuti

« *Neurochirurgia: specialità medica dedicata alla chirurgia del sistema nervoso, compresi cervello, midollo spinale e nervi periferici.* »

Capitolo 1

INTRODUZIONE ALLA NEUROCHIRURGIA

Neurochirurgia : Definizione e contesto

La neurochirurgia, come una danza delicata tra arte e scienza, è la specialità medica dedicata allo studio, alla diagnosi, al trattamento chirurgico e alla prevenzione delle malattie del sistema nervoso. Comprende non solo il cervello e il midollo spinale, ma anche i nervi periferici che si snodano attraverso il nostro corpo, trasmettendo una moltitudine di informazioni ogni secondo. Ma come è nata questa affascinante disciplina?

Il viaggio della neurochirurgia attraverso i secoli ci porta molto lontano nel passato, molto prima che il termine stesso fosse coniato. Le prove archeologiche rivelano che le trepanazioni, in cui viene rimossa una parte del cranio, venivano eseguite oltre 7.000 anni fa. Incredibilmente, queste antiche procedure erano talvolta seguite da segni di guarigione, che suggerivano che il paziente era sopravvissuto alla procedura. Le ragioni di queste operazioni di trepanazione rimangono aperte al dibattito: erano rituali, terapeutiche o forse entrambe?

Nel corso dei secoli, l'interesse per la comprensione e il trattamento del sistema nervoso è persistito, anche se i progressi sono stati ostacolati da tabù culturali e religiosi e dai limiti della tecnologia e della conoscenza medica. Solo nel Rinascimento gli studi anatomici del cervello cominciarono a diventare più precisi, grazie a pionieri come Andreas Vesalius. Tuttavia, la neurochirurgia come disciplina medica distinta è emersa realmente solo nel XIX secolo, con l'avvento di tecniche chirurgiche più sicure e una migliore comprensione dell'asepsi.

Il ventesimo secolo ha visto rapidi progressi nella neurochirurgia, in particolare con l'introduzione della diagnostica per immagini, come la tomografia computerizzata e la risonanza magnetica. Questi strumenti non solo hanno permesso ai chirurghi di 'vedere' all'interno del cervello prima di operare, ma hanno anche rivoluzionato la diagnosi e il trattamento delle condizioni neurologiche.

Il Viaggio della Neurochirurgia è un'ode alla curiosità umana e alla nostra ricerca infinita di comprensione. Dall'età della pietra all'era digitale, riflette il nostro desiderio di guarire e il nostro rispetto per l'organo che, più di ogni altro, definisce la nostra umanità: il cervello. Oggi, all'alba di una nuova era di innovazione tecnologica e di ricerca, la neurochirurgia continua a spingersi oltre le frontiere del possibile, promettendo un futuro ancora più luminoso per i pazienti di tutto il mondo.

Importanza dell'infermiere nel reparto di neurochirurgia

L'infermiere di neurochirurgia è molto più di un semplice esecutore di prescrizioni mediche: è il perno centrale, il guardiano vigile di pazienti che spesso si trovano in condizioni delicate, persino critiche. La sua presenza, la sua esperienza e la sua capacità di intervenire rapidamente sono essenziali in ogni fase del processo di cura neurochirurgica.

Nel cuore di questa complessa disciplina, l'infermiere è il collegamento tra il paziente, la famiglia e il team medico. Il loro ruolo va ben oltre l'assistenza clinica di base. Valuta continuamente lo stato neurologico del paziente, interpretando i sottili segnali di deterioramento o miglioramento, e adegua l'assistenza di conseguenza. Una piccola variazione della coscienza o una lieve differenza nella reattività pupillare possono essere un indicatore cruciale per un paziente neurochirurgico, ed è l'infermiere che più spesso individua questi cambiamenti.

Inoltre, l'infermiere neurochirurgico si trova spesso ad affrontare situazioni di emergenza, che richiedono un intervento rapido e preciso. L'edema cerebrale, l'emorragia post-operatoria o le complicazioni dovute all'alta pressione intracranica possono verificarsi senza preavviso, rendendo la capacità dell'infermiere di agire efficacemente una necessità vitale.

Ma l'importanza dell'infermiere non si ferma all'assistenza diretta al paziente. Svolge un ruolo essenziale nell'educazione dei pazienti e delle loro famiglie, aiutandoli a comprendere la malattia, la procedura chirurgica e il processo di recupero. Questa comunicazione è essenziale per stabilire la fiducia, ridurre l'ansia e garantire una collaborazione efficace durante il processo di recupero.

Il rapporto di assistenza non si limita al periodo di ricovero. Gli infermieri supportano i pazienti anche nella transizione verso l'assistenza domiciliare o altre strutture, assicurando che le esigenze specifiche di ciascun paziente siano anticipate e soddisfatte.
In breve, l'infermiere di neurochirurgia è una figura chiave, un pilastro su cui poggia il successo dell'intero reparto. La sua conoscenza approfondita delle specificità della neurochirurgia, unita alla capacità di empatia e di comunicazione, la rende un attore chiave nell'assistenza al paziente. In questo balletto chirurgico, dove ogni secondo conta e ogni decisione può influenzare l'esito finale, l'infermiere non è solo un osservatore attento, ma anche un attore chiave nel garantire che ogni paziente riceva la migliore assistenza possibile.

Sfide e problemi specifici
della specialità

Nonostante i suoi fenomenali progressi, la neurochirurgia non è priva di sfide. Come ogni specialità medica in evoluzione, deve affrontare una serie di ostacoli e problemi, sia dal punto di vista tecnico che relazionale o etico.

Innanzitutto, l'aspetto tecnico. Il sistema nervoso, composto da cervello, midollo spinale e nervi periferici, è incredibilmente complesso. L'intervento chirurgico in questo delicato groviglio di neuroni e sinapsi richiede una precisione millimetrica. Piccoli errori possono portare a danni irreversibili, rendendo ogni operazione allo stesso tempo emozionante e scoraggiante. A questo si aggiunge la velocità del cambiamento tecnologico. I chirurghi e i loro team devono tenersi aggiornati con nuovi metodi e strumenti, gestendo al contempo le implicazioni di queste innovazioni.

In termini di relazioni, la neurochirurgia si trova spesso al bivio tra speranza e realtà. Gestire le aspettative dei pazienti e delle loro famiglie, bilanciando l'ottimismo con la realtà della prognosi, è un esercizio delicato. L'infermiere neurochirurgico deve spesso assumere il ruolo di supporto emotivo, accompagnando le famiglie nei momenti di gioia, ma anche di angoscia.
L'etica gioca un ruolo fondamentale in questa disciplina. In alcuni casi, è necessario prendere decisioni sull'opportunità o meno di continuare il trattamento, sull'opportunità o meno di eseguire un'operazione rischiosa o su come gestire le situazioni di fine vita. La linea di demarcazione tra il prolungamento della vita e la conservazione della qualità della vita è spesso confusa e richiede agli operatori sanitari una riflessione profonda e una comunicazione aperta con i pazienti e le loro famiglie.

La posta in gioco economica e sociale non può essere ignorata. In molte parti del mondo, l'accesso alla neurochirurgia di alta qualità è limitato, ostacolato dalla mancanza di risorse, formazione o infrastrutture. Ridurre queste disuguaglianze è una sfida importante, che richiede una collaborazione internazionale e una forte volontà politica.

Infine, la neurochirurgia, come tutti i campi medici, deve affrontare la necessità di formare la prossima generazione di professionisti. Garantire una formazione di alta qualità, incorporando i progressi tecnologici e le sfide etiche contemporanee, è fondamentale per garantire l'eccellenza futura della specialità.

Di fronte a queste sfide, la neurochirurgia si evolve costantemente, adattandosi e superando i limiti. Ogni giorno, i professionisti di questo settore affrontano le sfide con passione e dedizione, guidati dal loro impegno incrollabile verso i pazienti.

Capitolo 2

ANATOMIA E FISIOLOGIA DEL SISTEMA NERVOSO

Le strutture principali :
cervello, midollo spinale, nervi

Il sistema nervoso centrale, dove risiede l'essenza stessa del nostro essere, è un'orchestra complessa e finemente accordata di strutture interconnesse. Diamo un'occhiata più da vicino a questi maestosi componenti: il cervello, il midollo spinale e i nervi.

1. Il cervello :

In cima a questa gerarchia c'è il cervello, una massa spugnosa che pesa circa 1,4 chilogrammi e ospita miliardi di neuroni. È diviso in diverse regioni distinte, ognuna con le proprie responsabilità:

- *Corteccia cerebrale:* lo strato esterno del cervello, responsabile del pensiero, della percezione, della produzione e della comprensione del linguaggio. È suddivisa in lobi frontali, parietali, occipitali e temporali.
- *Il cervelletto:* situato sotto la corteccia, svolge un ruolo chiave nella coordinazione del movimento e dell'equilibrio.
- *Il tronco encefalico:* collegando il cervello al midollo spinale, gestisce le funzioni vitali come la respirazione, la frequenza cardiaca e la digestione.
- *Il sistema limbico:* composto da ippocampo, amigdala e ipotalamo, è il centro delle emozioni, della memoria e dei comportamenti associati.

2. Il midollo spinale :

Scendendo dal tronco encefalico, è protetto dalla colonna vertebrale. Questa fascia nervosa trasmette le informazioni tra il cervello e il resto del corpo. È composta da neuroni e tratti nervosi che trasmettono segnali verso l'alto al cervello o verso il basso ai muscoli e ad altri organi.

3. Nervi :

Questi fasci di fibre nervose fungono da messaggeri dell'organismo. Trasportano le informazioni tra il cervello, il midollo spinale e il resto del corpo.

- *I nervi cranici:* dodici paia che emanano direttamente dal cervello, controllano funzioni come la vista, l'udito, l'olfatto e i movimenti facciali.
- *Nervi spinali:* nascono dal midollo spinale e trasmettono informazioni tra il midollo spinale e il resto del corpo.
- *Nervi periferici:* formano la rete che collega il resto del corpo ai nervi spinali e cranici. Sono responsabili della sensazione e del movimento degli arti e di altre parti del corpo.

Queste strutture, con le loro complesse interconnessioni, formano una rete incredibilmente sofisticata che controlla quasi tutte le funzioni del nostro corpo. Sono allo stesso tempo robuste e delicate, capaci di meravigliare ma anche vulnerabili alle lesioni e alle malattie. Ecco perché la neurochirurgia, dedicata alla conservazione e al ripristino di queste strutture, è una disciplina essenziale e rispettata.

Malattie e patologie comuni in neurochirurgia

La neurochirurgia si dedica alla gestione chirurgica dei disturbi del sistema nervoso. Le malattie e le condizioni incontrate dai neurochirurghi sono molte e varie, e vanno dai tumori cerebrali ai disturbi della colonna vertebrale. Diamo un'occhiata ad alcune delle patologie e condizioni più comunemente trattate dai neurochirurghi:

1. Tumori cerebrali :
Queste masse anomale di cellule possono essere benigne o maligne. La loro posizione, le dimensioni e il tipo determinano i sintomi e i metodi di trattamento.

2. Aneurismi cerebrali :
Si tratta di dilatazioni anomale delle pareti dei vasi sanguigni del cervello, che possono provocare un'emorragia cerebrale in caso di rottura.

3. Malformazioni arterovenose (AVM) :
Si tratta di connessioni anomale tra arterie e vene, soprattutto nel cervello e nel midollo spinale, che possono causare emorragie o crisi epilettiche.

4. Ernia del disco :
Si tratta dello spostamento anomalo di un disco intervertebrale che può comprimere i nervi spinali, causando dolore, debolezza o intorpidimento.

5. Stenosi spinale :
Restringimento del canale spinale che può comprimere il midollo spinale o i nervi, causando sintomi neurologici.

6. Trauma cranio-cerebrale :
Lesioni cerebrali derivanti da impatti o traumi, da lievi a gravi.

7. Idrocefalo :
Un accumulo anomalo di liquido cerebrospinale nel o intorno al cervello, che spesso richiede uno shunt per drenare il liquido in eccesso.

8. Tumori del midollo spinale :
Masse anomale che si sviluppano all'interno o intorno al midollo spinale.

9. Malattia cerebrovascolare :
Comprendono una serie di condizioni, come ictus o occlusioni di vasi sanguigni.

10. Epilessia :
Un disturbo neurologico in cui l'attività elettrica del cervello diventa anormale, causando crisi epilettiche ripetute. L'intervento chirurgico può essere preso in considerazione quando i farmaci non sono efficaci.

11. Malattie degenerative :
Come la malattia di Parkinson o la malattia di Huntington, per le quali si possono offrire interventi chirurgici come la stimolazione cerebrale profonda.
12. Infezioni del sistema nervoso :
Come ascessi cerebrali o empiemi, che possono richiedere un drenaggio chirurgico.

Queste condizioni, sebbene siano tra le più comuni, rappresentano solo una parte delle malattie che i neurochirurghi possono essere chiamati a trattare. Ognuna presenta le proprie sfide e richiede un approccio personalizzato, evidenziando la complessità e l'importanza cruciale della neurochirurgia nella gestione dei pazienti.

Come funziona il sistema nervoso: dalla sinapsi alla coscienza

Il sistema nervoso è una rete complessa che orchestra quasi tutte le funzioni del nostro corpo, dai battiti cardiaci inconsci all'arte del pensiero profondo. Per capire come si passa da una semplice connessione tra due cellule alla capacità di sperimentare la coscienza, è essenziale esplorare la struttura e la funzione del sistema nervoso, dalla sinapsi alla fenomenologia della coscienza stessa.

1. La sinapsi: la prima fase della comunicazione neuronale
Il cuore del sistema nervoso è costituito dai neuroni, cellule specializzate che trasmettono informazioni elettriche e chimiche. Quando un neurone viene attivato, invia un segnale elettrico lungo il suo assone fino alle sue terminazioni, dove deve comunicare con il neurone successivo. Questo punto di comunicazione si chiama sinapsi. Qui, le sostanze chimiche chiamate neurotrasmettitori vengono rilasciate nella fessura

sinaptica, dove si legano a recettori specifici sul neurone vicino, provocandone o inibendone l'attivazione.

2. Circuiti neurali: la danza sincronizzata dei neuroni

Miliardi di queste sinapsi formano immense reti di neuroni. Questi circuiti neurali consentono alle informazioni provenienti da varie fonti di essere integrate, elaborate e trasmesse ad altre aree del cervello o del corpo. Ad esempio, un semplice tocco sulla pelle può attivare un circuito che invia informazioni al cervello, che reagisce generando una sensazione e forse un movimento in risposta.

3. Regioni cerebrali: funzione di orchestrazione

Il cervello umano è composto da molte regioni specializzate, ognuna delle quali svolge un ruolo distinto. La corteccia visiva elabora le informazioni visive, mentre la corteccia uditiva elabora le informazioni uditive. Altre aree, come la corteccia prefrontale, sono coinvolte nel pensiero astratto, nella pianificazione e nel processo decisionale.

4. Coscienza: il mistero dell'esperienza soggettiva

La coscienza è uno dei grandi enigmi delle neuroscienze. Come fanno questi circuiti elettrici e chimici a produrre l'esperienza soggettiva, la sensazione di essere "se stessi"? Esistono molte teorie, dall'idea che la coscienza emerga dalla complessità delle connessioni neuronali, a prospettive più filosofiche sulla natura dell'esistenza. Quello che sappiamo è che alcune regioni del cervello, in particolare la corteccia prefrontale, sembrano svolgere un ruolo chiave nella coscienza.

5. Dalla coscienza alla cognizione: l'emergere del pensiero

La coscienza è più di una semplice esperienza. È la base delle nostre capacità cognitive: riflessione, memoria, apprendimento ed emozione. Questi processi sono il risultato di regioni cerebrali che interagiscono in reti dinamiche, scambiando costantemente informazioni e adattandosi in base alle esigenze e agli stimoli.

Il viaggio dal segnale di una sinapsi alla ricchezza della coscienza umana è un complesso balletto di attività elettriche, chimiche e connettive. Questa danza neuronale finemente orchestrata è al centro di ciò che significa essere umani, collegando la biologia all'esperienza, la materia allo spirito.

Capitolo 3

PREPARARE IL PAZIENTE PER L'INTERVENTO CHIRURGICO

Valutazione preoperatoria e work-up completo

Prima di qualsiasi intervento chirurgico, in particolare in un campo così delicato come la neurochirurgia, è indispensabile effettuare una valutazione preoperatoria approfondita. L'obiettivo di questa valutazione è comprendere le condizioni generali del paziente, identificare i potenziali rischi associati all'operazione e preparare il paziente al meglio per la procedura chirurgica che lo attende. Vediamo più da vicino le fasi e i componenti di questa valutazione preoperatoria.

1. Anamnesi medica :
Il primo passo è quello di raccogliere un'anamnesi medica completa dal paziente, compresa :
- Malattie precedenti
- Intervento precedente
- Farmaci attuali e allergie
- Abitudini di vita (fumo, alcol, droghe, attività fisica, ecc.)

2. Esame clinico :
È fondamentale valutare le condizioni neurologiche del paziente utilizzando una serie di test:
- Test motori e sensoriali
- Valutazione dei riflessi
- Test di equilibrio e coordinazione
- Valutazione delle funzioni cognitive

3. Test aggiuntivi :
A seconda della patologia sospetta o nota, vengono intraprese diverse indagini:
- **Imaging medico:** risonanza magnetica (MRI), scansioni cerebrali, angiografia per visualizzare i vasi sanguigni, ecc.
- **Studi elettrofisiologici:** EEG (elettroencefalogramma) per misurare l'attività elettrica del cervello, EMG

(elettromiogramma) per studiare l'attività muscolare, ecc.

Esami del sangue: per valutare la funziónalità renale ed epatica, i livelli elettrolitici e la coagulazione, tra le altre cose.

4. Consultazioni specialistiche:

A seconda della patologia o delle co-morbilità del paziente, possono essere necessarie consultazioni con altri specialisti:

- Cardiologo
- Pneumologo
- Endocrinologo
- L'anestesista deve valutare i rischi dell'anestesia.

5. Valutazione psicologica :

Data la natura invasiva della chirurgia neurologica, è spesso utile valutare la salute mentale del paziente, le sue aspettative sull'operazione e la sua capacità di affrontare lo stress pre- e post-operatorio.

6. Preparazione preoperatoria :

Una volta effettuato un check-up completo, vengono prese le misure pre-operatorie:

- Regolazione dei farmaci
- Istruzioni per il digiuno
- Informazioni sui rischi e sui benefici dell'operazione
- Consenso informato del paziente

Questa esauriente valutazione preoperatoria assicura che ogni paziente sia trattato con la massima attenzione, riducendo i rischi associati all'operazione e ottimizzando le possibilità di un esito chirurgico favorevole.

Preparazione psicologica del paziente e della sua famiglia

Di fronte a un intervento neurochirurgico, le emozioni possono essere particolarmente intense, non solo per il paziente stesso, ma anche per la sua famiglia. La preparazione psicologica è quindi essenziale per garantire che tutti siano sereni e comprendano la situazione. Può avere un'influenza positiva sul processo di guarigione, sulla soddisfazione del paziente e sulla collaborazione con l'équipe medica. Ecco i passaggi chiave per preparare mentalmente il paziente e la sua famiglia a un intervento neurochirurgico.

1. Informazioni chiare e trasparenti:
È fondamentale fornire ai pazienti e alle loro famiglie informazioni dettagliate su :
- La natura della malattia o della lesione
- Il corso dell'operazione
- Rischi e benefici associati
- Effetti post-operatori previsti

2. Spazi di ascolto e di espressione:
Possono essere offerte sessioni con uno psicologo o uno psichiatra per consentire ai pazienti e ai loro familiari di esprimere le loro paure, dubbi e speranze.

3. Gruppi di sostegno :
Mettere i pazienti o i loro familiari in contatto con gruppi di sostegno o con altri pazienti che hanno subito interventi simili può essere utile. Questi scambi permettono di condividere esperienze e **consigli e di abbattere i sentimenti di isolamento.**

4. Tecniche di rilassamento:
Metodi come la meditazione, la respirazione profonda, la visualizzazione o la musica possono aiutare a ridurre l'ansia pre-operatoria.

5. Preparazione al ricovero:
È importante far conoscere ai pazienti l'ambiente ospedaliero e spiegare le varie fasi della degenza, dal ricovero alla dimissione.

6. Coinvolgimento della famiglia:
La famiglia svolge un ruolo cruciale nel fornire supporto emotivo. Rassicurarli e coinvolgerli attivamente nel

processo di cura può rafforzare il senso di sicurezza del paziente.

7. Discussioni sugli aspetti pratici:
Parlare di questioni logistiche (durata del ricovero, convalescenza, eventuale riabilitazione, ecc.) può ridurre l'ansia chiarendo i passi da compiere.

8. Consenso informato :
Assicurarsi che il paziente comprenda appieno la procedura e le sue implicazioni, e che dia un consenso informato e volontario.

9. Follow-up post-operatorio:
La preparazione psicologica non si ferma all'intervento chirurgico. Un follow-up regolare con supporto psicologico dopo l'intervento può aiutare a gestire lo stress, le possibili complicazioni e le emozioni associate alla convalescenza.

Un'attenta preparazione psicologica è un elemento essenziale per ottimizzare i risultati chirurgici e garantire il benessere mentale ed emotivo del paziente e della sua famiglia. La chirurgia, soprattutto nel campo della neurochirurgia, non è solo un atto tecnico: coinvolge l'intero essere umano, nella sua dimensione fisica, emotiva e sociale.

Il ruolo cruciale dell'infermiere nella fase preoperatoria

La fase preoperatoria è una parte essenziale del percorso chirurgico del paziente, che pone le basi per il successo dell'operazione e per un recupero sereno. Gli infermieri svolgono un ruolo fondamentale in questa fase, fungendo da collegamento centrale tra il paziente, la famiglia e l'équipe medica. Diamo uno sguardo più da vicino a questa responsabilità multidimensionale dell'infermiere neurochirurgico durante il periodo pre-operatorio.

1. Educazione e informazione del paziente:
L'infermiere è responsabile dell'educazione terapeutica del paziente, assicurandosi che il paziente comprenda la natura della sua malattia, la procedura, i rischi associati e le prevedibili conseguenze post-operatorie. Questa trasmissione di informazioni è adattata al livello di comprensione di ciascun paziente.

2. Valutazione clinica :
Prima dell'intervento, l'infermiere esegue una valutazione clinica del paziente, raccogliendo dati sul suo stato di salute, sull'anamnesi medica e chirurgica, sulle terapie in corso e su qualsiasi altra informazione rilevante che possa influenzare il corso dell'operazione.

3. Coordinamento con il team medico:
L'infermiere è spesso il primo punto di contatto tra il paziente e il team medico. Si relaziona, trasmette le informazioni pertinenti ai medici, agli anestesisti e ai chirurghi e si assicura che vengano eseguite tutte le valutazioni necessarie.

4. Preparazione emotiva del paziente:
Al di là della dimensione puramente clinica, l'infermiere ascolta anche le preoccupazioni e le emozioni del paziente, offrendo supporto psicologico e proponendo risorse per aiutare il paziente a gestire lo stress preoperatorio.

5. Gestione della logistica :
L'infermiere organizza e coordina i vari esami preoperatori, si assicura che il paziente sia a digiuno, se necessario, prepara le attrezzature e i dispositivi necessari per l'intervento e si assicura che vengano seguite tutte le istruzioni preoperatorie.

6. Prevenzione delle complicazioni:
Grazie alla loro esperienza, gli infermieri sono in grado di identificare i pazienti a rischio e di attuare misure preventive, come la profilassi delle infezioni o la gestione dei farmaci anticoagulanti.

7. Consenso informato :
L'infermiere si assicura che il paziente abbia compreso appieno tutte le implicazioni della procedura e abbia dato il suo consenso informato.

8. Sostegno alla famiglia :
L'infermiera è anche una risorsa per la famiglia, fornendo informazioni, rispondendo alle domande e fugando le preoccupazioni.

Il ruolo dell'infermiere nella fase pre-operatoria è cruciale e comprende dimensioni cliniche, educative, emotive e logistiche. Assicura che il paziente sia preparato in modo ottimale, sia fisicamente che psicologicamente, creando così le migliori condizioni possibili per un'operazione di successo.

Capitolo 4

PROCEDURE CHIRURGICHE COMUNI IN NEUROCHIRURGIA

Craniotomia :
tecniche, indicazioni e sfide

La craniotomia è una procedura chirurgica che prevede l'apertura del cranio per accedere al cervello. Viene comunemente eseguita in neurochirurgia per trattare una serie di patologie. In questo contesto, diamo uno sguardo alla craniotomia, alle sue tecniche, alle indicazioni e alle sfide associate.

1. Tecniche di craniotomia :
   - **Craniotomia standard:** questa tecnica comporta l'esecuzione di un'incisione cutanea sul cuoio capelluto, l'arretramento degli strati muscolari e la rimozione di un pezzo di osso dal cranio, chiamato lembo osseo, utilizzando una sega speciale. Una volta completata l'operazione, il lembo osseo viene rimesso al suo posto e fissato.
   - **Craniotomia endoscopica:** utilizza un endoscopio, un tubo sottile dotato di telecamera, inserito attraverso una piccola apertura nel cranio. Ciò consente di accedere a zone del cervello difficili da raggiungere con una craniotomia standard.
   - **Stereotassi:** si tratta di una tecnica che utilizza le immagini mediche per guidare gli strumenti chirurgici con precisione verso un bersaglio specifico nel cervello, attraverso una piccola apertura.
2. Indicazioni per la craniotomia:
   - **Tumori cerebrali:** per asportare tumori benigni o maligni.
   - **Emorragia cerebrale:** evacuare un ematoma o fermare un'emorragia.
   - **Lesioni vascolari:** per trattare aneurismi o malformazioni arterovenose.
   - **Lesioni alla testa:** Per alleviare la pressione intracranica o riparare una frattura del cranio.

- **Epilessia:** in alcuni casi, per rimuovere l'area del cervello responsabile delle crisi epilettiche.
- **Impianto di elettrodi:** per la stimolazione cerebrale profonda in condizioni come la malattia di Parkinson.

3. Sfide associate alla craniotomia :

- **Nota:** il cervello è un organo complesso e delicato. Qualsiasi movimento impreciso può avere conseguenze irreversibili.
- **Sicurezza:** è fondamentale proteggere il cervello da qualsiasi danno potenziale, come infezioni, emorragie o lesioni.
- **Durata dell'operazione:** le craniotomie possono essere lunghe, richiedono una concentrazione prolungata da parte dell'équipe chirurgica e pongono sfide anestetiche.
- **Comunicazione:** in alcune craniotomie, il paziente può essere sveglio per preservare le funzioni essenziali del cervello. Ciò richiede un'eccellente comunicazione tra il chirurgo, l'infermiere, l'anestesista e il paziente.
- **Riabilitazione:** il periodo post-operatorio può richiedere una riabilitazione intensiva, soprattutto se sono state colpite aree funzionali del cervello.

La craniotomia è un'operazione importante che richiede una notevole competenza chirurgica e un coordinamento di squadra. Sebbene le tecniche e le tecnologie continuino ad evolversi, la craniotomia rimane un pilastro della neurochirurgia, offrendo speranza a molti pazienti con patologie cerebrali.

Chirurgia spinale : del disco intervertebrale al momento della fusione

La chirurgia spinale è un sottocampo della neurochirurgia e della chirurgia ortopedica che tratta le malattie e le lesioni della colonna vertebrale. Questi interventi possono variare da semplici discectomie a procedure più complesse come la fusione spinale. Immergiamoci in questa affascinante esplorazione, dalla base del disco intervertebrale alle procedure di fusione.

1. Il disco intervertebrale: anatomia e funzione
Situato tra ogni vertebra, il disco intervertebrale funge da ammortizzatore, consentendo la mobilità della colonna vertebrale e proteggendo le vertebre dagli impatti. È costituito da un nucleo polposo centrale circondato dall'annulus fibrosus, una struttura più rigida.

2. Patologie comuni associate al disco intervertebrale:
   - **Ernia del disco:** quando il nucleo polposo sporge attraverso l'anulus fibrosus, può comprimere le radici nervose o il midollo spinale, causando dolore e disfunzioni neurologiche.
   - **Degenerazione del disco:** con l'età o a seguito di sforzi ripetuti, il disco può usurarsi, perdendo la sua altezza e la sua elasticità, il che può causare dolore e instabilità.

3. Interventi comuni sul disco intervertebrale :
   - **Discectomia:** comporta la rimozione di tutto o parte del disco intervertebrale che esercita pressione sui nervi o sul midollo spinale. Può essere eseguita a cielo aperto o con strumenti endoscopici.
   - **Microdiscectomia: una** forma minimamente invasiva di discectomia che utilizza un microscopio per visualizzare il campo chirurgico.

4. Fusione spinale :
Quando l'instabilità o la patologia della colonna vertebrale lo richiedono, due vertebre adiacenti possono essere fuse per formare un'unità solida. Questo processo prevede l'utilizzo di innesti ossei, placche, viti e barre per

immobilizzare la colonna vertebrale mentre l'osso si consolida.

- **Fusione cervicale anteriore (ACDF):** Questa procedura si avvicina alla colonna vertebrale dalla parte anteriore (lato anteriore) per rimuovere il disco danneggiato e fondere le vertebre.
- **Fusione posteriore (PLIF o TLIF):** approcciato da dietro, questo metodo è comunemente usato per i segmenti lombari della colonna vertebrale.

5. Sfide e progressi:
La chirurgia spinale, sebbene efficace, comporta dei rischi. Le complicazioni possono includere infezioni, emorragie, danni ai nervi o mancata fusione (pseudoartrosi). Tuttavia, i progressi tecnologici come la chirurgia assistita da robot, la navigazione chirurgica e i biomateriali innovativi stanno aprendo la strada a interventi più sicuri ed efficaci.

La chirurgia vertebrale è un campo complesso e in continua evoluzione, che combina arte e scienza per ripristinare la funzione, alleviare il dolore e migliorare la qualità di vita dei pazienti. Dai semplici interventi sui dischi intervertebrali alle fusioni sofisticate, ogni operazione richiede un'attenta pianificazione, una competenza chirurgica e una rigorosa gestione post-operatoria.

Procedure endovascolari : un'alternativa meno invasiva

Il mondo della neurochirurgia è stato rivoluzionato dall'avvento delle procedure endovascolari, che offrono un'alternativa meno invasiva alla tradizionale chirurgia aperta per il trattamento delle patologie vascolari del cervello. Queste procedure, eseguite all'interno dei vasi, sfruttano i percorsi naturali del corpo, rendendo possibile il trattamento di condizioni che in precedenza richiedevano grandi incisioni e tempi di recupero più lunghi. Diamo un'occhiata più da vicino a queste procedure innovative.

1. Che cos'è la procedura endovascolare?

L'approccio endovascolare viene eseguito attraverso i vasi sanguigni. Utilizzando tecniche di imaging in tempo reale come la fluoroscopia, il chirurgo inserisce cateteri, fili guida e altri strumenti specializzati attraverso una piccola incisione, spesso all'inguine, e li dirige verso il sito di trattamento nel cervello o nella colonna vertebrale.

2. Vantaggi delle procedure endovascolari:

- **Meno invasivo:** evita grandi incisioni e minimizza il danno ai tessuti circostanti.
- **Recupero più rapido:** Spesso i pazienti possono lasciare l'ospedale prima e tornare alle loro normali attività più rapidamente.
- **Meno dolore post-operatorio:** la natura meno invasiva della procedura spesso riduce il dolore e la necessità di assumere farmaci.
- I pazienti non idonei alla chirurgia aperta possono essere trattati.

3. Applicazioni comuni :

- **Aneurismi cerebrali:** le bobine possono essere posizionate all'interno di un aneurisma per favorire la coagulazione e prevenire la rottura.
- **Malformazioni arterovenose (AVM):** iniezione di un agente embolizzante per ostruire la AVM.
- **Stenosi carotidea:** utilizzo di stent per mantenere aperte le arterie ristrette.
- **Trombectomia meccanica: in caso** di ictus, si può utilizzare un dispositivo specializzato per rimuovere un coagulo che blocca un vaso cerebrale.

4. Limitazioni e sfide:

- **Competenze tecniche: le** procedure endovascolari richiedono una formazione specializzata e una notevole abilità.

Rischi associati: sebbene siano rare, le complicazioni possono includere reazioni allergiche al mezzo di contrasto, emorragie, infezioni o lesioni vascolari.

Accessibilità: non tutte le patologie sono accessibili o possono essere trattate per via endovascolare.

5. Il futuro delle procedure endovascolari:

Con lo sviluppo di nuove tecnologie, strumenti più sottili e flessibili e materiali biomedici avanzati, il campo degli interventi endovascolari è in costante evoluzione. La ricerca continua a migliorare la sicurezza, l'efficacia e la gamma di trattamenti disponibili.

Le procedure endovascolari rappresentano una rivoluzione nella gestione delle patologie vascolari neurologiche. Offrono un'opzione meno invasiva, riducono la morbilità e accelerano il recupero, facendo una vera differenza per molti pazienti in tutto il mondo.

Capitolo 5

L'INFERMIERA IN SALA OPERATORIA

Preparare la sua attrezzatura
e dispositivi medici

In neurochirurgia, la preparazione meticolosa delle apparecchiature e dei dispositivi medici è essenziale per garantire non solo l'efficacia dell'operazione, ma anche la sicurezza del paziente. Dall'apertura sterile delle confezioni all'ispezione degli strumenti chirurgici, ogni fase richiede una precisione infallibile e una conoscenza approfondita delle apparecchiature. Diamo un'occhiata più da vicino a questo processo essenziale.

1. Valutazione delle esigenze:
Prima di qualsiasi operazione, è fondamentale capire la natura dell'intervento e i requisiti specifici dell'attrezzatura. Questa fase spesso implica una stretta comunicazione tra il chirurgo, l'infermiere di sala operatoria e il personale di sala.

2. Raccolta di materiali:
  - **Lista di controllo:** viene preparato e convalidato un elenco esaustivo degli strumenti, dei dispositivi e delle forniture necessarie.
  - **Kit chirurgico:** sono disponibili numerosi kit preassemblati per procedure specifiche, che garantiscono la presenza di tutti gli strumenti essenziali.
  - **Apparecchiature speciali:** alcune apparecchiature, come microscopi chirurgici, dispositivi di navigazione o aspiratori a ultrasuoni, possono richiedere una preparazione speciale.

3. Sterilizzazione :
  - **Pulizia:** tutti gli strumenti vengono prima puliti accuratamente per rimuovere detriti e contaminanti.
  - **Autoclave:** una macchina chiamata autoclave utilizza vapore pressurizzato per sterilizzare gli strumenti.

- **Controllo della sterilità: si** utilizzano indicatori biologici e chimici per garantire la sterilità dopo la sterilizzazione in autoclave.

4. Preparazione nel campo operatorio :
- **Ambiente sterile:** la sala operatoria è accuratamente preparata per mantenere un ambiente sterile, compreso l'uso di camici chirurgici, maschere, cappucci e guanti.
- **Organizzare gli strumenti:** L'infermiera strumentista organizza gli strumenti sul tavolo in modo logico, anticipando le esigenze del chirurgo durante l'intervento.

5. Manutenzione e controllo qualità:
- **Ispezione regolare: gli** strumenti vengono ispezionati regolarmente per individuare eventuali segni di usura, corrosione o malfunzionamento.
- **Manutenzione delle apparecchiature: Le** apparecchiature elettroniche e i dispositivi medici sono sottoposti a controlli regolari per garantirne il corretto funzionamento.

6. Gestione dei materiali di consumo:
- **Monitoraggio delle scorte:** viene effettuato un inventario regolare delle forniture per garantire la disponibilità dei materiali di consumo essenziali.
- **Gestione dei prodotti scaduti: I** prodotti con una data di scadenza vengono monitorati e smaltiti secondo le linee guida.

7. Formazione continua :
Con la rapida evoluzione della tecnologia medica, è essenziale che il personale sia formato sugli strumenti, i dispositivi e le tecniche più recenti. Workshop, dimostrazioni e formazione formale assicurano che il team sia sempre aggiornato.

La preparazione delle apparecchiature e dei dispositivi medici in neurochirurgia è un'arte che richiede rigore, attenzione ai dettagli e formazione continua. Ogni strumento, ogni dispositivo ha una funzione precisa che, se utilizzata correttamente, può fare la differenza tra il successo e il fallimento di un intervento. La responsabilità ricade sulle spalle del team della sala operatoria, la cui dedizione e competenza garantiscono un'assistenza ottimale al paziente.

Comunicazione con il neurochirurgo: un balletto perfettamente orchestrato

Nel cuore della sala operatoria, viene eseguita una danza silenziosa. In questo spazio dove ogni millisecondo conta, dove la precisione è la parola d'ordine, la comunicazione tra l'infermiere e il neurochirurgo è essenziale. Si tratta di un rapporto basato sulla fiducia reciproca, sull'anticipazione delle esigenze e sulla profonda comprensione della complessità della neurochirurgia. È un balletto in cui ogni passo, ogni gesto, deve essere perfettamente orchestrato per garantire la sicurezza e il successo dell'operazione.

1. Fiducia reciproca:
La base di qualsiasi collaborazione di successo tra il neurochirurgo e l'infermiere è la fiducia. Questa fiducia si basa su anni di esperienza, formazione comune e molte ore trascorse insieme in sala operatoria.

2. Anticipare le esigenze:
Conoscenza della procedura: gli infermieri devono avere una conoscenza approfondita della procedura da eseguire. Ciò consente loro di anticipare gli strumenti e le attrezzature di cui il chirurgo avrà bisogno in ogni fase.

Ascolto attivo: anche senza parole, i gesti, lo sguardo e la postura del chirurgo forniscono all'infermiere indizi sulle esigenze immediate.

3. Comunicazione chiara e concisa:
   Terminologia comune: l'uso di una terminologia medica e chirurgica standardizzata aiuta a evitare malintesi.
   Feedback costante: Qualsiasi richiesta o domanda è immediatamente seguita da una risposta, assicurando che entrambe le parti siano sempre in sintonia.

4. Consapevolezza delle sfumature:
   Reattività: durante l'intervento chirurgico, possono verificarsi situazioni inaspettate. Gli infermieri devono essere in grado di reagire rapidamente, fornendo lo strumento giusto o assistendo il chirurgo nel modo appropriato.
   Consapevolezza dello spazio: in sala operatoria, lo spazio è prezioso. Gli infermieri devono essere costantemente consapevoli della loro posizione e di quella del chirurgo, per evitare qualsiasi disturbo.

5. Debriefing post-operatorio:
Dopo ogni intervento, è utile che il neurochirurgo e l'infermiere discutano di ciò che è andato bene e delle potenziali aree di miglioramento. Questo rafforza la collaborazione e assicura un miglioramento continuo.

6. Formazione continua e workshop congiunti:
Partecipare insieme a corsi di formazione continua e workshop consente all'infermiere e al neurochirurgo di tenersi aggiornati sulle ultime tecniche e innovazioni, rafforzando al contempo la loro collaborazione.

7. Rispetto reciproco :
Al di là della comunicazione verbale e non verbale, il rispetto reciproco è fondamentale. Ogni membro del team ha un ruolo cruciale da svolgere e il riconoscimento del contributo di ciascuno è essenziale per una collaborazione di successo.

La comunicazione tra l'infermiere e il neurochirurgo è un'arte delicata, una coreografia meticolosamente orchestrata che, se ben eseguita, diventa una danza armoniosa, dove ogni movimento è fluido, ogni richiesta è anticipata e ogni azione è perfettamente sincronizzata. È questo livello di collaborazione e comprensione reciproca che garantisce i migliori risultati per il paziente e il successo di ogni operazione.

Garantire la sicurezza e il benessere del paziente durante l'intervento.

In neurochirurgia, il margine di errore è minimo. Ogni operazione è una sfida complessa che richiede competenze tecniche, ma anche una costante preoccupazione per la sicurezza e il benessere del paziente. Questa responsabilità non ricade solo sul neurochirurgo, ma anche sull'intera équipe medica, in particolare sull'infermiere. Diamo un'occhiata più da vicino a questo ruolo cruciale, un vero e proprio scudo protettivo per il paziente, proprio al centro dell'azione.

1. Preparazione: una fase essenziale
    Controllo dell'identità: prima di iniziare, è fondamentale confermare l'identità del paziente, la procedura pianificata e il sito chirurgico.
    Apparecchiature di monitoraggio: l'infermiera si assicura che tutti i dispositivi di monitoraggio (ECG,

pulsossimetria, monitor della pressione sanguigna) siano al loro posto e funzionino correttamente.

2. Sorveglianza costante:

- **Monitoraggio dei segni vitali:** l'infermiere monitora costantemente i segni vitali del paziente, rilevando eventuali irregolarità o segni di instabilità.
- **Allarme anomalia:** qualsiasi cambiamento nei segni vitali, nell'ossigenazione o nella risposta neurologica viene immediatamente segnalato al chirurgo e all'anestesista.

3. Gestione del dolore :

- **Somministrazione di analgesici:** a seconda delle istruzioni dell'anestesista, l'infermiere può somministrare analgesici per garantire il comfort del paziente.
- **Monitoraggio degli effetti collaterali: la** reazione del paziente al farmaco viene monitorata attentamente per prevenire eventuali effetti avversi.

4. Prevenzione delle complicazioni:

- **Posizionamento del paziente:** L'infermiere si assicura che il paziente sia posizionato in modo ottimale per evitare lesioni cutanee, compressioni nervose o altre complicazioni.
- **Prevenzione delle infezioni: L'**uso di un telo sterile, il rispetto dei protocolli di asepsi e il monitoraggio dell'incisione sono passi fondamentali per minimizzare il rischio di infezione.

5. Comunicazione con il team:

- **Trasmettere informazioni: L'**infermiere svolge un ruolo centrale nella comunicazione tra il chirurgo, l'anestesista e gli altri membri dell'équipe medica.
- **Supporto emotivo:** in alcuni casi, l'infermiere può anche fornire un supporto emotivo al paziente, soprattutto se il paziente è cosciente durante parte della procedura.

6. Preparazione alla fase post-operatoria:

Attrezzatura pronta: prima della fine dell'intervento, l'infermiere prepara tutta l'attrezzatura necessaria per il recupero immediato del paziente, compresi i dispositivi di assistenza respiratoria e i farmaci.

L'infermiere è l'angelo custode silenzioso del paziente durante la procedura neurochirurgica. Si assicura che ogni aspetto della sicurezza e del benessere del paziente sia preso in considerazione, garantendo che l'esperienza chirurgica sia il più sicura e confortevole possibile. Questo compito richiede una combinazione di abilità tecnica, attenzione ai dettagli e genuina empatia per ogni paziente.

Capitolo 6

ASSISTENZA POST-OPERATORIA

Monitoraggio dei segni vitali e le potenziali complicazioni

Il monitoraggio dei segni vitali durante la neurochirurgia non è un compito passivo. È una ricerca attiva e costante per anticipare e prevenire qualsiasi problema che potrebbe mettere in pericolo la vita del paziente. Per l'infermiere, questo significa non solo monitorare gli schermi, ma anche avere una profonda comprensione del paziente, delle sue condizioni e delle potenziali complicazioni che possono insorgere.

1. Comprendere i segni vitali:
    - **Frequenza cardiaca:** un aumento o una diminuzione significativi possono indicare stress, emorragia o un effetto collaterale dei farmaci.
    - **Pressione sanguigna: una** pressione bassa può suggerire un'emorragia, mentre una pressione alta può essere una risposta allo stress o al dolore.
    - **Respirazione:** i cambiamenti nella frequenza respiratoria possono segnalare una sofferenza respiratoria o un'ostruzione.
    - **Temperatura:** l'ipotermia o l'ipertermia possono influenzare il metabolismo cerebrale e il flusso sanguigno.
    - **Saturazione di ossigeno:** un calo della saturazione di ossigeno può indicare ipossia, compromettendo il cervello e altri organi vitali.
2. Riconoscimento delle complicazioni neurologiche:
    - **Cambiamenti nel livello di coscienza:** sonnolenza, agitazione o convulsioni improvvise possono indicare un danno cerebrale o un'altra complicazione.
    - **Risposte pupillari:** pupille dilatate o non rispondenti possono indicare un aumento della pressione intracranica o un danno cerebrale.

Movimenti anomali: tremori, spasmi o paralisi possono suggerire un danno ai nervi o altre complicazioni.

3. Prevenire le complicazioni cardiovascolari:

Embolia: un attento monitoraggio dei segni di embolia, come il dolore toracico o la dispnea, è fondamentale.

Arresto cardiaco: il riconoscimento e l'intervento rapido in caso di arresto cardiaco possono fare la differenza tra la vita e la morte.

4. Monitoraggio delle condizioni della ferita:

Emorragia: un'emorragia eccessiva può indicare un'emorragia interna o un problema di coagulazione.

Segni di infezione: arrossamento, gonfiore o fuoriuscita di liquido anomalo devono essere segnalati immediatamente.

5. Complicazioni post-operatorie :

Edema cerebrale: il gonfiore del cervello può comprimere le strutture vitali e aumentare la pressione intracranica.

Fistole di liquido cerebrospinale: la fuoriuscita di liquido chiaro dalla ferita può indicare una fistola.

6. Comunicazione con il team:

Segnalare le anomalie: qualsiasi variazione dei segni vitali o qualsiasi altro segno sospetto deve essere segnalato immediatamente all'équipe medica.

Documentazione accurata: la tenuta di registri dettagliati consente di monitorare i progressi del paziente e di anticipare le complicazioni.

Il monitoraggio dei segni vitali e delle potenziali complicazioni in neurochirurgia è un compito impegnativo, che richiede vigilanza, competenza e reattività. Gli infermieri devono essere dotati non solo di conoscenze mediche, ma anche di un'acuta intuizione, sempre alla ricerca dei minimi segni di disagio o di complicazioni.

Questo ruolo è essenziale per garantire il miglior risultato possibile per ogni paziente.

Gestione del dolore :
dalla farmacologia alla pratica

Il dolore, spesso descritto come un'esperienza soggettiva e spiacevole, è una delle principali preoccupazioni della neurochirurgia. Gestirlo correttamente non solo favorisce un recupero più rapido, ma migliora anche la qualità di vita dei pazienti. Per l'infermiere neurochirurgico, è essenziale comprendere i meccanismi del dolore, le opzioni farmacologiche e le pratiche di assistenza ottimali.

1. Comprendere il dolore :
   Meccanismi del dolore: comprendere le differenze tra dolore nocicettivo, neuropatico e infiammatorio.
   Valutazione del dolore: utilizzo di scale del dolore, osservazioni comportamentali e feedback del paziente per una valutazione accurata.
2. Opzioni farmacologiche :
   Analgesici non oppioidi: Paracetamolo, FANS (farmaci antinfiammatori non steroidei) e il loro ruolo nell'alleviare il dolore moderato.
   Oppioidi: morfina, ossicodone, fentanil e altri: comprensione dei loro meccanismi d'azione, indicazioni e potenziali effetti collaterali.
   Coadiuvanti : Farmaci come gli antidepressivi triciclici, gli antiepilettici e i miorilassanti, utilizzati per trattare il dolore neuropatico o per aumentare l'efficacia degli analgesici.
3. Tecniche di amministrazione:
   Vie di somministrazione: orale, endovenosa, epidurale, intramuscolare e altre.

Pompe per analgesia controllata dal paziente (PCA): come funzionano, indicazioni, benefici e sfide.

4. Pratiche non farmacologiche:

- **Terapie fisiche:** come il calore, il freddo, il massaggio e la stimolazione elettrica transcutanea (TENS).
- **Interventi psicologici:** tecniche di rilassamento, meditazione, terapie cognitivo-comportamentali.
- **Approcci complementari:** agopuntura, aromaterapia, musicoterapia.

5. Monitoraggio e valutazione:

- **Effetti collaterali:** riconoscere e gestire gli effetti collaterali comuni dei farmaci analgesici.
- **Rivalutazione regolare: si** assicuri che il dolore sia valutato periodicamente, in modo che la gestione possa essere adattata di conseguenza.
- **Prevenire la dipendenza:** riconoscere i segni di una potenziale dipendenza, soprattutto con l'uso di oppioidi, e le misure preventive.

6. Comunicazione e istruzione :

- **Educazione del paziente:** informare i pazienti sui farmaci, sui loro effetti e su come gestire efficacemente il dolore a casa.
- **Comunicazione con l'équipe medica:** condivisione di informazioni sul livello di dolore del paziente, sui farmaci somministrati e sui loro effetti osservati.

7. Etica e gestione del dolore :

- **Consenso informato:** garantire che il paziente comprenda i benefici e i rischi associati al trattamento.
- **Diritti del paziente:** riconoscimento del diritto fondamentale del paziente a un adeguato sollievo dal dolore.

La gestione del dolore in neurochirurgia è una combinazione di arte e scienza. Richiede una profonda comprensione dei meccanismi del dolore, una conoscenza approfondita delle opzioni farmacologiche disponibili e un approccio olistico e personalizzato a ciascun paziente. L'infermiere svolge un ruolo centrale in questa gestione, fungendo da collegamento tra il paziente, il dolore e l'équipe medica.

Il ruolo essenziale dell'infermiere in riabilitazione e assistenza al paziente

Il post-operatorio è un periodo cruciale, caratterizzato non solo dal recupero fisico, ma anche da quello psicologico. La riabilitazione è il processo attraverso il quale i pazienti riacquistano l'indipendenza e la qualità di vita. L'infermiere, oltre alle sue competenze cliniche, diventa un pilastro essenziale nella ricostruzione del paziente, guidandolo in ogni fase del recupero.

1. Valutazione post-operatoria :

   Stato clinico: monitoraggio dei segni vitali e della ferita chirurgica, e individuazione precoce delle complicazioni.

   Valutazione del dolore: garantire un comfort ottimale evitando un eccesso di farmaci.

2. Mobilitazione precoce:

   Incoraggiare l'attività: aiutare il paziente a riprendere i movimenti di base, che sono essenziali per evitare complicazioni come la trombosi o la polmonite post-operatoria.

   Terapia fisica: in collaborazione con i fisioterapisti, facilita gli esercizi adattati per rafforzare i muscoli e migliorare la coordinazione.

3. Supporto psicologico :

   Ascolto attivo: consentire ai pazienti di esprimere le loro paure, ansie e speranze.

   Informazioni: spiegare ai pazienti come sta procedendo la loro riabilitazione, i progressi che si aspettano di fare e i passi successivi da compiere.

- **Gestione dello stress:** tecniche di rilassamento, meditazione o terapia di gruppo.

4. Educazione e autonomia:

- **Formazione sulle procedure quotidiane:** Insegnare ai pazienti come gestire le ferite, i farmaci e qualsiasi altra cura necessaria.
- **Promuovere l'autogestione:** incoraggiare i pazienti a farsi carico della propria salute e a riconoscere i segni di miglioramento o di complicazioni.

5. Reinserimento sociale e familiare:

- **Consulenza familiare:** aiutare la famiglia a comprendere il processo di guarigione e le esigenze del paziente.
- **Rinvio a gruppi di sostegno:** incoraggiare gli scambi con altri pazienti che hanno vissuto esperienze simili.
- **Pianificare il ritorno a casa:** garantire che l'ambiente del paziente sia adattato alle sue esigenze e al suo livello di autonomia.

6. Pianificazione del follow-up medico:

- **Appuntamenti post-operatori:** organizzare consultazioni regolari con il neurochirurgo o altri specialisti.
- **Coordinamento con altri professionisti della salute:** lavorare a stretto contatto con fisioterapisti, terapisti occupazionali e assistenti sociali.

7. Promozione della salute e prevenzione:

- **Consigli sullo stile di vita:** incoraggiare una dieta sana, un'attività fisica regolare e la cessazione del fumo.
- **Educazione sui segnali di allarme:** informare i pazienti sui sintomi a cui prestare attenzione e sull'importanza di controlli medici regolari.

Gli infermieri svolgono un ruolo sfaccettato nella riabilitazione post-neurochirurgica. Non sono solo i garanti dell'assistenza clinica, ma anche un compagno, un educatore e un alleato prezioso per il paziente e la sua famiglia. In questo viaggio dalla convalescenza alla piena guarigione, l'infermiere è spesso la bussola che guida il paziente, rassicurandolo e sostenendolo in ogni fase del percorso.

Capitolo 7

SFIDE
EMOTIVE
E
PSICOLOGICO

Gestire le speranze e le paure dei pazienti

Navigare nelle acque tumultuose della neurochirurgia non è solo una sfida fisica, ma anche emotiva per i pazienti. Spesso si trovano in un turbine di emozioni, combattuti tra la speranza di una vita migliore dopo l'operazione e la paura di complicazioni o addirittura di un esito sconosciuto. In questo contesto, l'infermiere agisce come un faro, illuminando la strada e calmando le tempeste interiori.

Comprendere le speranze dei pazienti significa toccare la loro stessa essenza, i loro sogni di una vita senza dolore, di una mobilità ritrovata o semplicemente di giorni migliori. Queste speranze sono a volte il carburante che li spinge ad accettare una procedura rischiosa o a sopportare terapie faticose. Tuttavia, a volte queste speranze possono essere esagerate, basate su aspettative irrealistiche o su prove aneddotiche. L'infermiere deve quindi guidare questa speranza, modularla senza infrangerla. Si tratta di una danza delicata tra compassione, informazioni oggettive e supporto.

Allo stesso tempo, le paure sono altrettanto reali, in agguato nell'ombra. La paura dell'ignoto, del cambiamento o persino di perdere una parte di sé. Queste paure, sebbene naturali, possono ostacolare la guarigione, creare stress o persino indurre il paziente ad abbandonare un trattamento potenzialmente salvavita. In questi momenti, l'infermiere assume il ruolo di protettore, placando queste paure attraverso l'ascolto, l'educazione e la rassicurazione. L'obiettivo non è minimizzare queste paure, ma affrontarle insieme, armati di conoscenza e comprensione.

È in questo complesso mix di speranza e paura che gli infermieri intessono un rapporto unico con ogni paziente. Un rapporto basato sulla fiducia, sulla trasparenza e sulla cura. Ogni giorno, sono i testimoni silenziosi dei sogni sussurrati e delle preoccupazioni confidate. E ogni giorno si sforzano di costruire un ponte tra questi due mondi, avvicinando la speranza alla realtà e tenendo lontane le ombre della paura.

Gestire le speranze e le paure dei pazienti non è un semplice compito, è un'arte, è una responsabilità, è un onore. E grazie a questa dedizione incrollabile, l'infermiere diventa spesso il guardiano delle anime, il portatore di luce nei momenti più bui della neurochirurgia.

Sostenere le famiglie in tempi difficili

Quando la malattia colpisce, non riguarda solo il paziente, ma anche l'intera famiglia. I parenti, spesso sconvolti e sopraffatti dalle emozioni, si trovano di fronte a una realtà che non avevano mai immaginato. In queste ore buie, l'infermiere assume un ruolo che va ben oltre quello dell'assistente: diventa un sostegno, una guida e talvolta persino un rifugio per queste famiglie lacerate.

L'ospedale, con i suoi corridoi sterili e le luci soffuse, può essere un luogo intimidatorio. Ogni bip di un monitor, ogni discussione sussurrata tra gli operatori sanitari può causare un'ansia crescente nei propri cari. È qui che entra in gioco l'infermiera, che offre non solo informazioni chiare e trasparenti, ma anche un orecchio attento, pronto ad ascoltare, rassicurare e consolare.

Ogni famiglia è unica, con i suoi valori, le sue convinzioni e le sue esigenze. Alcuni cercano dettagli medici precisi, altri hanno semplicemente bisogno di uno spazio per piangere, e altri ancora cercano una speranza, anche la più piccola. Discernere queste esigenze significa immergersi nel cuore della condizione umana, percepire la vulnerabilità e rispondere con compassione.

Il supporto non si limita al periodo trascorso in ospedale. L'infermiere accompagna la famiglia anche al ritorno a casa, quando il paziente e i suoi cari devono adattarsi a una nuova normalità. Li aiuta a districarsi nel labirinto dell'assistenza post-operatoria, ad affrontare le loro preoccupazioni notturne e a indirizzarli verso risorse e gruppi di sostegno.

I momenti difficili sono anche momenti di grande intimità. Momenti in cui, seduti al capezzale di un paziente addormentato, un genitore confida le sue paure più profonde, quando un coniuge esprime gratitudine tra i singhiozzi, quando un bambino, con gli occhi pieni di lacrime, pone domande a cui anche gli adulti non hanno risposte. In questi momenti di fragilità, gli infermieri offrono più che competenze cliniche; offrono la loro umanità.

Sostenere le famiglie nei momenti difficili significa riconoscere che la guarigione non riguarda solo il corpo, ma comprende anche la mente, l'anima e il cuore. Si tratta di una danza delicata tra scienza ed empatia, in cui l'infermiere, mano nella mano con la famiglia, traccia un percorso di speranza attraverso l'oscurità.

La resilienza dell'infermiera : prevenire il burnout

L'ambiente ospedaliero, con il suo ritmo frenetico e le sue continue richieste, è un mondo a parte. In mezzo a questa mischia, gli infermieri vanno avanti, destreggiandosi tra le esigenze dei pazienti, le richieste mediche e le emozioni spesso intense che attraversano i corridoi dell'ospedale. Di fronte a queste sfide quotidiane, la resilienza degli infermieri viene messa alla prova e la minaccia del burnout si profila all'orizzonte.

Il burnout è insidioso. Spesso inizia con segnali semplici: stanchezza che non passa, irritabilità crescente, sensazione di distacco. Ma se questi segnali vengono ignorati, possono peggiorare, portando alla disillusione, alla diminuzione delle capacità professionali e, infine, al collasso emotivo e fisico.

Quindi, come possono gli infermieri coltivare la loro resilienza di fronte a queste sfide sempre presenti? Innanzitutto, riconoscendo l'importanza della cura di sé. Sì, gli infermieri sono un pilastro per i loro pazienti e colleghi, ma è altrettanto fondamentale che si prendano del tempo per ricaricare le batterie. Questo può assumere la forma di pause regolari, momenti di meditazione o di relax, hobby o attività che si svolgono al di fuori del lavoro.

Anche la comunicazione è essenziale. Parlare dei propri sentimenti e condividere le proprie esperienze con colleghi o persone care può offrire prospettiva e sollievo. Inoltre, è fondamentale riconoscere i propri limiti e chiedere aiuto quando necessario. Nessuno è un'isola e il sostegno reciproco all'interno del team medico è spesso la chiave per superare i periodi più difficili.

Infine, la formazione continua e l'aggiornamento delle competenze possono fornire un senso di padronanza e di realizzazione, aumentando la fiducia in se stessi degli infermieri.

La resilienza, come il burnout, non è uno stato fisso, ma piuttosto un continuum. In ogni fase, gli infermieri possono scegliere se lasciarsi sopraffare dalle ondate di richieste ed emozioni o se imparare a surfarle, a dominarle, rafforzando così la loro resistenza alle tempeste future.

Di fronte al burnout, la resilienza degli infermieri non è un lusso, ma una necessità. È lo scudo che protegge dagli assalti della vita quotidiana, consentendo agli infermieri di continuare a fornire l'assistenza di qualità di cui hanno bisogno i pazienti, preservando il proprio benessere.

Capitolo 8

LAVORO
DI SQUADRA
IN
NEUROCHIRURGIA

Interazione con altre specialità mediche e chirurgiche

Il mondo della neurochirurgia, con la sua complessità intrinseca, non può esistere in modo isolato. Si evolve all'interno di una rete dinamica di specialità mediche e chirurgiche, formando una rete di competenze che, se combinate, garantiscono ai pazienti un'assistenza completa e ottimale. In questo balletto multidisciplinare, l'infermiere svolge un ruolo essenziale di collegamento, assicurando che l'interazione tra i vari attori sia fluida e coerente.

Prendiamo ad esempio un paziente affetto da un tumore al cervello. Oltre al team neurochirurgico, possono essere coinvolte diverse altre specialità: oncologi per valutare e trattare l'aspetto canceroso del tumore, radiologi per le immagini diagnostiche, neurologi per valutare la funzione neurologica e fisioterapisti per la riabilitazione post-operatoria. In questa congerie di competenze, l'infermiere funge da punto di riferimento per il paziente, facilitando la comunicazione tra questi diversi servizi.

Le interazioni non si limitano all'aspetto medico. Gli infermieri svolgono anche un ruolo cruciale nel coordinamento con altri servizi ospedalieri, come la farmacia, la nutrizione e la psicologia. Comprendere le esigenze specifiche di ogni paziente e sapere a quale esperto rivolgersi e quando, è un'arte che gli infermieri padroneggiano brillantemente.

Inoltre, il rapporto con le altre specialità non è solo reattivo, ma anche proattivo. Gli infermieri neurochirurgici partecipano regolarmente a incontri multidisciplinari, seminari e workshop. Questi scambi consentono loro di tenersi aggiornati sugli ultimi progressi in altri campi, di ampliare le loro conoscenze e di stabilire solide relazioni professionali.

La capacità dell'infermiere di interagire efficacemente con altre specialità non solo va a vantaggio del paziente. Migliora anche la reputazione e la qualità delle cure offerte dal reparto di neurochirurgia. Ogni interazione di successo, ogni ponte costruito tra le discipline, è un altro passo verso l'eccellenza medica.

Quindi, oltre alle competenze tecniche e alla compassione, l'arte dell'interazione è una delle chiavi del successo per l'infermiere neurochirurgico. In questa complessa scacchiera medica, diventano gli architetti dell'assistenza integrata, assicurando che ogni pezzo trovi il suo posto e che il paziente rimanga sempre al centro del sistema.

Comunicazione efficace con anestesisti, radiologi e altri operatori sanitari

La neurochirurgia, per sua natura, è una disciplina che richiede una precisione millimetrica, una sincronizzazione impeccabile e un coordinamento interdisciplinare senza pari. È un campo in cui il margine di errore è ridotto al minimo. Al centro di questa danza medica c'è l'infermiere, che spesso svolge il ruolo di direttore d'orchestra, assicurando che ogni professionista sanitario svolga la propria parte in armonia. Una comunicazione efficace tra l'infermiere e gli altri professionisti della salute, in particolare anestesisti e radiologi, è quindi essenziale.

L'anestesista, ad esempio, è un alleato fondamentale durante un'operazione neurochirurgica. Molto prima che il primo bisturi tocchi la pelle, l'infermiere lavora a stretto contatto con l'anestesista per preparare il paziente. Ciò comporta la comprensione delle esigenze anestetiche specifiche del paziente, l'anticipazione di eventuali rischi e la discussione delle particolarità dell'intervento imminente. La stretta relazione dell'infermiere con il paziente fornisce informazioni essenziali sul suo stato emotivo, sulla sua storia e sulle sue aspettative, consentendo all'anestesista di personalizzare il suo approccio.

I radiologi, da parte loro, sono gli occhi che ci permettono di intravedere l'invisibile. Le immagini che forniscono sono spesso la guida che indirizza il chirurgo attraverso il labirinto del sistema nervoso. L'infermiere facilita questa collaborazione assicurandosi che il paziente sia ben preparato per le varie procedure di imaging, trasmettendo le preoccupazioni del chirurgo al radiologo e garantendo che le immagini prodotte rispondano alle esigenze specifiche dell'operazione.

Ma la comunicazione non riguarda solo gli scambi verbali. Comprende anche la comprensione del linguaggio di altre discipline e la corretta interpretazione di segni, gesti ed espressioni. Gli infermieri devono essere ascoltatori attivi, sensibili a ciò che non viene sempre detto ad alta voce, ma che è altrettanto importante.

Altri professionisti sanitari, come fisioterapisti, nutrizionisti, psicologi e assistenti sociali, sono tutti partner con cui gli infermieri devono interagire quotidianamente. Il successo di questa collaborazione dipende dal rispetto reciproco, dalla fiducia e, soprattutto, dal riconoscimento del valore di ciascuna professione.

In fin dei conti, la comunicazione non è solo una questione di...
un'abilità; è un'arte. E nel mondo della neurochirurgia, dove ogni momento conta, ogni dettaglio è importante, l'infermiere eccelle come artista della comunicazione, costruendo ponti tra le discipline, armonizzando

l'assistenza e garantendo che il paziente riceva il miglior trattamento possibile, coordinato e olistico.

Il ruolo dei tecnici, inservienti e altri membri personale di supporto

All'interno dell'ecosistema medico, la neurochirurgia, pur essendo un campo estremamente preciso, non può operare nel vuoto. L'efficienza e il successo di un reparto di neurochirurgia dipendono dalla sinergia, un delicato equilibrio tra diversi professionisti. Mentre i chirurghi, gli anestesisti e gli infermieri sono spesso considerati i protagonisti, il ruolo dei tecnici, degli inservienti e del personale di supporto è altrettanto cruciale. Sono i pilastri silenziosi ma indispensabili di questa struttura.

I tecnici, ad esempio, sono spesso gli esperti delle attrezzature chirurgiche all'avanguardia. Che si tratti di calibrare un microscopio operatorio, di preparare le apparecchiature di navigazione o di regolare un dispositivo di imaging, la loro esperienza è preziosa. Assicurano che ogni strumento e ogni macchina funzioni in modo ottimale, consentendo ai chirurghi di operare con una precisione senza pari. Il loro ruolo spesso va oltre la semplice manutenzione; sono anche formatori, informatori e talvolta anche innovatori, suggerendo miglioramenti o adattamenti.

Gli assistenti di cura sono i custodi del benessere dei pazienti. Nel trambusto di una sala operatoria o di un'unità di cura, sono spesso i primi a notare un cambiamento, una variazione, una preoccupazione. Il loro ruolo va ben oltre la semplice assistenza: forniscono cure igieniche, aiutano nella mobilitazione, offrono sostegno emotivo e spesso fungono da intermediari tra il paziente, la sua famiglia e l'équipe medica. La loro vicinanza e sensibilità li rende osservatori essenziali e operatori in prima linea.

Anche il personale di supporto, sia esso amministrativo, logistico o di pulizia, svolge un ruolo fondamentale. Assicurano che ogni ingranaggio del sistema funzioni in armonia. La segretaria che organizza gli appuntamenti, il logista che si assicura che le sale operatorie siano disponibili, l'addetto alle pulizie che si assicura che le stanze siano sterili, tutti contribuiscono al successo delle operazioni.

In questo balletto medico, ogni professionista, indipendentemente dalla sua funzione, è un attore chiave. L'infermiere, consapevole di questa interdipendenza, lavora a stretto contatto con ciascuno di loro, valorizzando il loro lavoro, costruendo ponti di comunicazione e garantendo la coesione del team. Perché in neurochirurgia, ogni dettaglio conta, ogni secondo è prezioso, ed è grazie alla somma delle competenze e della dedizione di tutti che si raggiunge l'eccellenza.

Capitolo 9

STRUMENTI
E
TECNOLOGIE
IN
NEUROCHIRURGIA

Presentazione delle attrezzature all'avanguardia utilizzate in sala operatoria

La neurochirurgia, una disciplina alle frontiere del possibile, è sempre stata un campo in cui la tecnologia e l'innovazione giocano un ruolo centrale. Le sfide complesse di questa specialità richiedono attrezzature all'avanguardia per garantire la precisione, la sicurezza e l'efficienza delle operazioni. Al centro di questa ricerca c'è la sala operatoria, un vero e proprio santuario tecnologico, dove ogni strumento svolge un ruolo chiave per il successo delle procedure.

Il **microscopio operatorio è uno degli** strumenti emblematici della neurochirurgia. Con la sua eccezionale capacità di ingrandimento e spesso abbinato a tecnologie di fluorescenza, consente ai chirurghi di distinguere le delicate strutture nervose, i vasi sanguigni e i tessuti patologici con una chiarezza ineguagliabile.

I sistemi di navigazione chirurgica, paragonabili a un GPS per il chirurgo, offrono una visualizzazione in tempo reale della posizione degli strumenti in relazione all'anatomia del paziente. Abbinati a un software di imaging avanzato, questi sistemi consentono un approccio meno invasivo, riducendo i rischi e accelerando il recupero.

Il **neuromonitoraggio intraoperatorio** è un'altra innovazione rivoluzionaria. Consente di monitorare in diretta l'attività elettrica del cervello, dei nervi o del midollo spinale durante l'intervento. Ciò fornisce al chirurgo un feedback istantaneo sulla funzione neurologica, riducendo al minimo il rischio di danni.

Anche la **chirurgia assistita da robot** sta iniziando a guadagnare terreno. Questi robot, diretti dai chirurghi, combinano la precisione meccanica con la flessibilità umana, consentendo operazioni ancora più precise e riducendo al minimo la fatica del chirurgo.

L'endoscopia neurochirurgica è un'altra apparecchiatura chiave. Utilizzando telecamere e strumenti sottili, permette di accedere ad aree del cervello o della colonna vertebrale che in precedenza erano difficili da raggiungere, il tutto attraverso piccole incisioni.

Infine, le **apparecchiature di coagulazione a ultrasuoni** e i **laser chirurgici** hanno rivoluzionato il modo in cui i tessuti vengono tagliati e coagulati, riducendo il sanguinamento e migliorando la visibilità durante l'operazione.

Queste apparecchiature, sebbene incredibilmente sofisticate, sono solo uno strumento. Il loro vero potenziale si realizza nelle mani dei chirurghi e delle équipe mediche addestrate, e spesso sono gli infermieri a garantire che siano adeguatamente preparati, mantenuti e utilizzati in modo ottimale. È in questa alchimia tra persone e tecnologia che la magia della neurochirurgia moderna prende vita, spingendo costantemente indietro i confini del possibile.

I progressi nell'imaging medico e la loro importanza

L'imaging medico è stato il pilastro di molte discipline mediche fin dalla sua nascita. Negli ultimi decenni ha subito progressi tecnologici sbalorditivi, ridefinendo costantemente i limiti della nostra comprensione e della nostra capacità di diagnosticare, pianificare e trattare. In neurochirurgia, questi progressi sono particolarmente cruciali, in quanto offrono una finestra precisa e dettagliata su uno dei sistemi più complessi del corpo umano: il sistema nervoso.

La risonanza magnetica (RM) è stata uno dei progressi più rivoluzionari. Offrendo immagini dettagliate del cervello, del midollo spinale e dei nervi periferici senza bisogno di radiazioni, è diventata indispensabile per individuare tumori, anomalie vascolari o aree di infiammazione. La risonanza magnetica funzionale, una variante, può persino mappare l'attività cerebrale in tempo reale, identificando le regioni coinvolte nel linguaggio, nel movimento o nelle sensazioni.

La tomografia ad emissione di positroni (PET), sebbene meno utilizzata in neurochirurgia, fornisce informazioni metaboliche sui tessuti. È particolarmente utile per distinguere tra tessuto sano e malato, come nel caso dei tumori.

La tomografia computerizzata (TC), che utilizza i raggi X, fornisce immagini trasversali del corpo e viene spesso utilizzata per rilevare emorragie, fratture o masse.

L'angiografia specifica dei vasi è fondamentale in neurochirurgia per visualizzare la rete vascolare del cervello e del midollo spinale. I progressi, come l'angiografia TC o RM, hanno reso possibile ottenere queste immagini senza introdurre un catetere nel sistema vascolare.

L'elastografia a risonanza magnetica è una tecnica più recente che misura la rigidità o l'elasticità dei tessuti, offrendo informazioni potenzialmente preziose su condizioni come tumori o cicatrici.

Al di là di queste tecnologie, ciò che è veramente rivoluzionario è il modo in cui possono essere combinate e utilizzate contemporaneamente. Ad esempio, la fusione di immagini di risonanza magnetica e TC consente una visualizzazione completa delle strutture anatomiche e delle caratteristiche patologiche.

L'importanza di questi progressi nella diagnostica per immagini per la neurochirurgia è colossale. Non solo guidano la diagnosi, ma svolgono anche un ruolo essenziale nella pianificazione chirurgica, aiutando i chirurghi a definire traiettorie sicure e ad evitare strutture vitali. Durante l'operazione, l'imaging intraoperatorio fornisce al chirurgo un feedback in tempo reale, aumentando la precisione e la sicurezza dell'intervento.

Questi progressi hanno anche rafforzato il ruolo degli infermieri. Comprendere le tecniche di imaging, preparare i pazienti per gli esami, monitorarli durante le procedure e interpretare i risultati per il follow-up post-operatorio sono tutti aspetti che richiedono competenze infermieristiche specialistiche. Quindi, in ogni fase, dalla scoperta all'applicazione, l'imaging medico e la neurochirurgia avanzano di pari passo, trasformando continuamente le prospettive e il potenziale del settore medico.

Come gli infermieri possono stare al passo con gli sviluppi tecnologici

Gli sviluppi tecnologici in medicina, e in particolare in neurochirurgia, sono rapidi e costanti. Promette interventi migliori, recuperi più rapidi e cure più personalizzate per i pazienti. Ma per gli operatori sanitari, questa costante evoluzione significa anche una costante necessità di formazione e di adattamento. Per gli infermieri, il cui ruolo è centrale per la cura dei pazienti, tenersi aggiornati è essenziale per garantire un'assistenza ottimale. Ecco come farlo:

Formazione continua: la maggior parte delle istituzioni mediche offre programmi di formazione continua per i propri dipendenti. La partecipazione regolare a questi corsi consente agli infermieri di familiarizzare con le attrezzature, le tecniche e i protocolli più recenti.

Workshop e seminari: molte organizzazioni professionali organizzano workshop e seminari dedicati agli ultimi progressi tecnologici. Questi eventi sono anche ottime opportunità per fare rete con esperti e colleghi.

Certificazioni specialistiche: ottenere una certificazione in un'area specifica della neurochirurgia o della diagnostica per immagini può aiutare gli infermieri ad approfondire le loro competenze e a tenersi aggiornati sulle tecniche più recenti.

Partecipare alle conferenze: le conferenze mediche, sia nazionali che internazionali, forniscono una grande quantità di informazioni sulle ultime ricerche, innovazioni e tecnologie.

Lettura regolare: riviste specializzate, riviste mediche e pubblicazioni online sono risorse eccellenti per tenersi aggiornati. Abbonarsi a riviste pertinenti o a newsletter specializzate può aiutare a filtrare le informazioni.

Gruppi di lavoro e comitati ospedalieri: la partecipazione a gruppi o comitati dedicati alla valutazione e all'adozione di nuove tecnologie le offre una visione diretta delle innovazioni e le consente di svolgere un ruolo attivo nella loro implementazione.

Collaborazione interdisciplinare: scambi regolari con colleghi di altre specialità, come radiologi, neurochirurghi o tecnici biomedici, arricchiscono la nostra comprensione delle nuove tecnologie e della loro applicazione.

E-learning e corsi online: con il boom della formazione online, molti corsi specializzati possono essere accessibili da remoto, offrendo flessibilità e accessibilità.

Reti sociali professionali: piattaforme come LinkedIn o forum specializzati possono essere eccellenti per seguire gli opinion leader, condividere risorse e scambiare le migliori pratiche.

Adattabilità e apertura mentale: Più che un'abilità tecnica, la capacità di adattarsi e di abbracciare il cambiamento è fondamentale. L'apertura verso le novità e la curiosità sono elementi importanti.

Di fronte a questa effervescenza tecnologica, gli infermieri non sono solo destinatari passivi. Grazie al loro impegno, alla formazione continua e alla passione per la cura del paziente, svolgono un ruolo attivo nell'adozione e nell'ottimizzazione di queste innovazioni, garantendo la migliore assistenza possibile ai loro pazienti.

Capitolo 10

GESTIONE DELLE EMERGENZE IN NEUROCHIRURGIA

Complicazioni intra-operatorie e come gestirli

Durante le operazioni neurochirurgiche, c'è sempre il rischio di complicazioni. Queste complicazioni possono variare in termini di gravità e la loro gestione richiede una preparazione, un'azione rapida e una stretta collaborazione tra tutti i membri dell'équipe chirurgica. Ecco un'esplorazione delle complicanze comuni e delle strategie per gestirle.

Emorragia :

Identificazione: una rapida perdita di sangue, un calo della pressione sanguigna o un aumento del polso possono indicare un'emorragia.

Gestione: l'emorragia deve essere controllata immediatamente identificando la fonte e utilizzando agenti emostatici, suture o clip. L'anestesista deve compensare la perdita di sangue con trasfusioni, se necessario.

Lesione di un vaso sanguigno importante :

Identificazione: osservazione diretta, pulsazioni anomale o insorgenza improvvisa di un'emorragia.

Gestione: è necessaria una riparazione immediata, suturando il vaso o utilizzando delle clip vascolari.

Danni   ai nervi o alle strutture neurali:

Identificazione: osservazione diretta o risposta anomala durante la stimolazione nervosa intraoperatoria.

Gestione: evitare qualsiasi ulteriore tensione o pressione sull'area. Se viene identificata una lesione, consultare il neurochirurgo per valutare il miglior approccio riparativo.

Reazione all'anestesia :

Identificazione: cambiamenti nei segni vitali, arresto respiratorio, allergie.

Gestione: l'anestesista deve identificare e trattare rapidamente il problema, modificando il farmaco, somministrando agenti alternativi o adottando altre misure.

Infezione :

Identificazione: segni di infiammazione, temperatura elevata, purulenza.

Gestione: somministrare antibiotici, mantenere un campo sterile rigoroso e, se possibile, identificare ed eliminare la fonte dell'infezione.

Problemi dell'apparecchiatura :

Identificazione: Malfunzionamento o guasto di dispositivi o strumenti.

Gestione: avere sempre a disposizione un'apparecchiatura di riserva. Formare regolarmente il personale sul rilevamento e la gestione dei guasti.

Aumento della pressione intracranica :

Identificazione: cambiamenti nei segni vitali, risposte anomale alla stimolazione, gonfiore cerebrale visibile.

Gestione: somministrare farmaci per ridurre la pressione, come i diuretici osmotici. Considerare la decompressione, se necessario.

Complicazioni respiratorie :

Identificazione: ossigenazione insufficiente, aumento della CO_2, difficoltà respiratorie.

Gestione: assicurare una ventilazione adeguata, rivalutare l'intubazione o la ventilazione, somministrare farmaci broncodilatatori se necessario.

Ogni complicazione ha le sue sottigliezze e la risposta deve essere adattata alla situazione specifica. La preparazione prima dell'intervento, compresa la simulazione di scenari di emergenza, la formazione continua e la comunicazione trasparente tra i membri del team, sono essenziali per gestire queste complicazioni in modo efficace. In un ambiente delicato come la neurochirurgia, ogni secondo è importante e un intervento rapido e coordinato può fare la differenza tra un esito positivo e un evento tragico.

Emergenze post-operatorie: ematomi, infezioni, ecc.

Il periodo post-operatorio è fondamentale per la cura del paziente che ha subito un intervento di neurochirurgia. Possono insorgere diverse complicazioni e la capacità del team di cura di identificarle rapidamente e di agire di conseguenza è essenziale. Ecco una panoramica delle emergenze post-operatorie più comuni e le strategie per gestirle:

- Ematomi post-operatori :
    - **Identificazione**: aumento improvviso del dolore, gonfiore nel sito chirurgico, cambiamenti nei segni neurologici, deterioramento dei segni vitali.
    - **Gestione**: se si sospetta un ematoma, è necessaria una diagnostica per immagini immediata. Potrebbe essere necessario un intervento chirurgico di evacuazione, a seconda delle dimensioni e della posizione.
- Infezioni :
    - **Identificazione**: arrossamento, calore, gonfiore o secrezione purulenta nel sito chirurgico, febbre, brividi o cambiamenti dello stato neurologico.

Gestione: coltura di qualsiasi scarico sospetto, somministrazione di antibiotici ad ampio spettro in attesa dei risultati e, talvolta, rioperazione per pulire l'area infetta.

Fistole del liquido cerebrospinale (CSF) :

Identificazione: scarico chiaro dalla ferita, segni di meningite o sintomi di riduzione della pressione del liquor, come cefalee posturali.

Gestione: riposo a letto, eventualmente compressione esterna e in alcuni casi rioperazione per chiudere la perdita.

Complicazioni respiratorie :

Identificazione: difficoltà di respirazione, cianosi, desaturazione di ossigeno.

Gestione: ossigenoterapia, posizionamento per facilitare la respirazione, aspirazione delle secrezioni se necessario e valutazione da parte di uno pneumologo o di un anestesista.

Trombosi venosa profonda (TVP) ed embolia polmonare :

Identificazione: gonfiore, dolore o arrossamento di un arto, mancanza di respiro, dolore al petto.

Gestione: valutazione diagnostica con ecografia venosa o scintigrafia polmonare, anticoagulazione per il trattamento.

Deficit neurologici :

Identificazione: debolezza, paralisi, intorpidimento, difficoltà a parlare o a capire, visione offuscata.

Gestione: valutazione neurologica immediata, imaging cerebrale per identificare la causa, interventi medici o chirurgici appropriati.

Reazioni ai farmaci :

Identificazione: rash cutaneo, difficoltà respiratorie, anomalie cardiache, confusione.

Gestione: interrompere il farmaco sospetto, trattare i sintomi specifici, monitorare attentamente i segni vitali.

Disidratazione e squilibri elettrolitici :

Identificazione: confusione, secchezza delle fauci, debolezza, anomalie del ritmo cardiaco.

Gestione: reidratazione, correzione degli squilibri, monitoraggio regolare dei livelli elettrolitici.

Vigilanza è la parola d'ordine nel periodo post-operatorio. Il monitoraggio costante, la valutazione regolare delle condizioni del paziente e la comunicazione aperta tra tutti i membri dell'équipe medica sono fondamentali per anticipare e gestire efficacemente qualsiasi complicazione che possa insorgere.

Protocolli di risposta rapida e prendere decisioni in situazioni critiche

La neurochirurgia è un campo in cui le situazioni di emergenza possono trasformarsi rapidamente in crisi pericolose per la vita. Una risposta rapida ed efficace è essenziale. Ciò richiede un team ben addestrato, che conosca i protocolli di intervento rapido e che sia in grado di prendere decisioni informate in tempo reale.

Valutazione iniziale :

Non appena compare un segnale di allarme, è indispensabile una valutazione immediata dei segni vitali e dello stato neurologico.

La comunicazione è fondamentale: è essenziale informare il neurochirurgo, l'anestesista e tutto il team medico coinvolto il prima possibile.

Protocollo per l'ipertensione intracranica (ICHT) :

Segni: forte mal di testa, nausea, vomito, disturbi della coscienza, pupille dilatate.

Azioni: elevare la testa del letto, somministrare farmaci osmotici come il mannitolo, considerare la ventilazione assistita per ridurre la $PCO2$ ed eseguire l'imaging cerebrale.

Protocollo di sequestro :

Segni: movimenti anomali, perdita di coscienza.

Azioni: Assicurare una via aerea libera, somministrare anticonvulsivanti come diazepam o lorazepam, impostare un monitoraggio EEG continuo se disponibile.

Protocollo d'urto :

Segni: ipotensione, tachicardia, pelle fredda e umida.

Azioni: Somministrare liquidi per via endovenosa, valutare la causa dello shock (emorragia, infezione, reazione anafilattica) e trattare di conseguenza.

Protocollo di apnea o distress respiratorio:

Segni: assenza di respirazione, cianosi, agitazione.

Azioni: Liberare le vie aeree, somministrare ossigeno, considerare l'intubazione e la ventilazione meccanica.

Protocollo di emergenza post-operatoria :

Segni: emorragia attiva, deterioramento neurologico, gonfiore improvviso.

Azioni: valutazione immediata da parte del chirurgo, preparazione per una possibile rioperazione, imaging per determinare la causa.

Protocollo per l'insufficienza cardiaca :

Segni: respiro affannoso, edema polmonare, battito cardiaco irregolare.

Azioni: Posizione semiseduta, somministrazione di farmaci come i diuretici, valutazione cardiaca.

Protocollo di emergenza in caso di incidente anestesiologico:

Segni: ipossia, arresto cardiaco, reazione allergica.

Azioni: Interrompere la somministrazione di qualsiasi farmaco sospetto, iniziare la rianimazione cardiopolmonare, somministrare farmaci per la rianimazione.

La presenza di protocolli di risposta rapida fornisce all'équipe medica una chiara tabella di marcia in situazioni potenzialmente caotiche. Tuttavia, al di là dei protocolli, la capacità del team di collaborare in modo efficace, di comunicare chiaramente e di fidarsi delle reciproche competenze è altrettanto cruciale. Simulazioni e formazione regolari possono aiutare a rafforzare queste competenze e a preparare il team a gestire le crisi con abilità e fiducia.

Capitolo 11

INTERVENTI
MINIMI
IN
NEUROCHIRURGIA

Stereotassi: principi e applicazioni

La stereotassi è una tecnica chirurgica che consente di mirare con precisione a una regione del cervello, utilizzando un sistema di coordinate tridimensionali. Nata dalla collaborazione tra neurochirurgia e neurologia, è all'avanguardia nelle procedure minimamente invasive. Le procedure stereotassiche sono comunemente utilizzate nel trattamento di vari disturbi neurologici e la precisione che offrono è essenziale per preservare le strutture cerebrali vitali.

1. Principi fondamentali della stereotassi :
   - **Sistema di coordinate** : La stereotassi si basa sulla creazione di un sistema di coordinate fisso, spesso utilizzando un telaio metallico fissato alla testa del paziente. Questo telaio serve come punto di riferimento per localizzare le aree target all'interno del cervello.
   - **Imaging**: le tecniche di imaging come la risonanza magnetica (MRI) o la tomografia computerizzata (CT) vengono utilizzate per ottenere immagini dettagliate del cervello. Queste immagini vengono poi unite al sistema di coordinate per pianificare l'intervento.
   - **Precisione**: la natura precisa della stereotassi consente ai neurochirurghi di raggiungere le aree target con un margine di errore minimo, che è fondamentale per evitare danni alle strutture adiacenti.
2. Applicazioni comuni :
   - **Chirurgia per i disturbi del movimento**: La stereotassi è spesso utilizzata nel trattamento della malattia di Parkinson, della distonia e del tremore essenziale. Può comportare l'impianto di elettrodi per la stimolazione cerebrale profonda (DBS) o l'esecuzione di una talamotomia o pallidotomia.

Biopsia cerebrale: quando si rilevano lesioni sospette nel cervello, si può eseguire una biopsia stereotassica per prelevare un campione di tessuto da analizzare, riducendo al minimo i rischi.

Chirurgia dell'epilessia: la stereotassi può essere utilizzata per mirare e trattare le aree del cervello responsabili delle crisi epilettiche.

Trattamento dei tumori: la stereotassi può essere utilizzata per somministrare una radioterapia mirata, nota come radiochirurgia, ai tumori cerebrali. Gamma Knife e CyberKnife sono esempi di dispositivi che utilizzano questa tecnologia.

Drenaggio di ascessi o cisti : Utilizzando la stereotassi, i chirurghi possono drenare con precisione ascessi o cisti nel cervello.

3. Vantaggi e sfide:

Minimamente invasiva: una delle principali virtù della stereotassi è che consente l'accesso al cervello senza la necessità di grandi incisioni o di estese craniotomie.

Riduzione del rischio: mirando con precisione all'area di interesse, la stereotassi riduce al minimo il rischio di danni alle strutture cerebrali vitali.

Sfide: nonostante la sua precisione, la stereotassi richiede una notevole competenza e una pianificazione meticolosa. La corretta interpretazione delle immagini è essenziale e qualsiasi movimento del paziente può compromettere la precisione.

La stereotassi ha rivoluzionato la neurochirurgia, offrendo modi innovativi di trattare le condizioni neurologiche con una precisione senza pari. Come per tutte le procedure chirurgiche, la comunicazione tra l'infermiere, il neurochirurgo e il resto dell'équipe medica è essenziale per garantire il miglior risultato per il paziente.

Neuroendoscopia :
tecniche e benefici

La neuroendoscopia è una procedura medica che utilizza un endoscopio per visualizzare e intervenire sulle strutture interne del cervello e della colonna vertebrale. Rappresenta un progresso significativo nel campo della neurochirurgia, offrendo un approccio meno invasivo al trattamento di una serie di condizioni. Come ogni tecnologia medica all'avanguardia, la neuroendoscopia richiede una comprensione approfondita delle sue tecniche e dei suoi vantaggi, per poter essere applicata con successo.

1. Tecniche di neuroendoscopia :
   - **Endoscopi rigidi e flessibili**: gli endoscopi possono essere rigidi o flessibili. Gli endoscopi rigidi sono spesso utilizzati per i ventricoli cerebrali, mentre gli endoscopi flessibili consentono di accedere ad aree più remote o curve del cervello o della colonna vertebrale.
   - **Approcci chirurgici**: le procedure endoscopiche possono essere eseguite attraverso i fori naturali del corpo, come le narici, o attraverso piccole incisioni effettuate nel cranio o nella colonna vertebrale.
   - **Navigazione e visualizzazione**: grazie alle telecamere miniaturizzate e ai sistemi di navigazione avanzati, i neurochirurghi possono ottenere immagini chiare delle aree target e navigare con precisione.
2. Vantaggi della neuroendoscopia:
   - **Minimamente invasiva**: uno dei principali vantaggi della neuroendoscopia è la sua natura minimamente invasiva. Ciò significa incisioni più piccole, meno danni ai tessuti circostanti e, di conseguenza, un recupero più rapido e meno dolore per il paziente.
   - **Migliore visualizzazione**: l'endoscopia consente la visualizzazione diretta delle strutture cerebrali,

fornendo una visione dettagliata che può superare quella delle tecniche di imaging tradizionali.

- **Riduzione del rischio**: evitando grandi lembi cranici e minimizzando la manipolazione del tessuto cerebrale, la neuroendoscopia può ridurre il rischio di complicazioni associate a procedure più invasive.
- **Riduzione della degenza ospedaliera**: grazie alle incisioni più piccole e al recupero più rapido, i pazienti possono spesso lasciare l'ospedale prima rispetto alla chirurgia tradizionale.
- **Applicazioni varie**: La neuroendoscopia viene utilizzata per trattare una varietà di condizioni, dai tumori cerebrali all'idrocefalo, alle cisti e ad alcune forme di emorragia cerebrale.

La neuroendoscopia rappresenta l'intersezione tra la tecnologia medica avanzata e l'arte chirurgica. Offre un'alternativa ai metodi tradizionali, consentendo di affrontare le sfide cliniche con maggiore precisione e delicatezza. Tuttavia, il suo successo dipende non solo dalla padronanza delle tecniche da parte del chirurgo, ma anche dalla stretta collaborazione tra l'infermiere, il chirurgo e l'intera équipe medica per garantire la sicurezza e il benessere del paziente.

Radiologia interventistica : procedure e il ruolo dell'infermiere

La radiologia interventistica (IR) è una specialità in rapida crescita che utilizza la diagnostica per immagini per guidare procedure minimamente invasive a scopo diagnostico o terapeutico. Gli infermieri svolgono un ruolo fondamentale in questo campo, fornendo sia assistenza diretta ai pazienti che una stretta collaborazione con i radiologi interventisti.

1. Le principali procedure di radiologia interventistica:

Angiografia e angioplastica: vengono utilizzate per visualizzare e trattare problemi vascolari come occlusioni o aneurismi.

Biopsie guidate dalle immagini: i campioni di tessuto vengono prelevati con tecniche di imaging per una diagnosi precisa.

Embolizzazione: utilizzata per arrestare l'emorragia o per bloccare l'apporto di sangue a un tumore.

Ablazione con radiofrequenza: eliminazione dei tumori mediante il calore prodotto dalle onde radio.

Drenaggio: inserimento di un tubo per drenare i fluidi accumulati, come gli ascessi.

2. Ruolo dell'infermiere di radiologia interventistica:

Valutazione pre-procedurale: gli infermieri valutano lo stato di salute del paziente, la sua storia medica e i suoi farmaci, e identificano eventuali fattori di rischio. Possono anche effettuare esami preliminari, come le analisi del sangue.

Preparazione del paziente: informare il paziente sulla procedura, ottenere il consenso, posizionare il paziente sul tavolo operatorio e garantire la sterilizzazione del sito operatorio.

Assistenza durante la procedura: gli infermieri monitorano i segni vitali del paziente, somministrano farmaci o sedativi se necessario e interagiscono con il radiologo per segnalare eventuali anomalie o cambiamenti.

Assistenza post-procedura: dopo la procedura, gli infermieri monitorano i pazienti per eventuali complicazioni, gestiscono il dolore, valutano i siti di incisione o di puntura e forniscono istruzioni per il ritorno a casa.

Educazione e comunicazione: gli infermieri forniscono informazioni essenziali ai pazienti e alle loro famiglie, rispondono alle loro domande e li rassicurano.

- **Collaborazione interprofessionale**: gli infermieri lavorano a stretto contatto con radiologi, tecnici di radiologia, anestesisti e altri membri del team medico per garantire un'assistenza ottimale.
- **Gestione della radioprotezione**: a causa della regolare esposizione ai raggi X, gli infermieri IR devono essere ben informati sui principi della radioprotezione e garantire la propria sicurezza e quella dei pazienti.

La radiologia interventistica combina le competenze di imaging medico con tecniche chirurgiche minimamente invasive, consentendo trattamenti più mirati e spesso meno traumatici per il paziente. Il ruolo dell'infermiere in questo campo è fondamentale, in quanto garantisce che ogni fase della procedura sia eseguita in modo sicuro ed efficiente, offrendo al contempo un'esperienza positiva al paziente.

Capitolo 12

FARMACOLOGIA SPECIFICA NEUROCHIRURGIA

Farmaci comunemente utilizzati in neurochirurgia e i loro effetti

In quanto specialità all'avanguardia, la neurochirurgia richiede una gamma specifica di farmaci che non solo aiutano a gestire il dolore, a prevenire le infezioni e a ridurre l'infiammazione, ma anche a modulare la funzione neurologica durante e dopo l'intervento. Ecco un elenco non esaustivo di farmaci comunemente utilizzati in neurochirurgia e i loro effetti associati:

1. Analgesici:

   Paracetamolo (acetaminofene): Spesso viene utilizzato per il dolore lieve o moderato e la febbre.

   Oppiacei (morfina, fentanil, ossicodone): Prescritti per gestire il dolore da moderato a grave. Questi farmaci possono causare sonnolenza, costipazione e depressione respiratoria se usati in eccesso.

2. Antinfiammatori:

   Desametasone: un potente corticosteroide spesso utilizzato per ridurre l'edema cerebrale.

   Ibuprofene e Naproxene: farmaci antinfiammatori non steroidei (FANS) usati per il dolore e l'infiammazione. Possono aumentare il rischio di sanguinamento.

3. Anticonvulsivanti:

   Fenitoina (Dilantin), Carbamazepina (Tegretol) e Levetiracetam (Keppra): Utilizzati per prevenire o trattare le crisi epilettiche che possono verificarsi dopo un intervento chirurgico al cervello.

4. Agenti osmotici:

   Mannitolo: utilizzato per ridurre la pressione intracranica nei casi di edema cerebrale.

5. Diuretici:

   Furosemide (Lasix): Viene utilizzato per eliminare i liquidi in eccesso e per prevenire o trattare l'edema.

6. Antibiotici:
   Vari farmaci, come la **cefazolina**, possono essere somministrati a titolo profilattico per prevenire le infezioni post-operatorie.
7. Agenti di rilassamento muscolare:
   Baclofen: viene utilizzato per trattare la spasticità associata a condizioni come la sclerosi multipla o dopo un intervento chirurgico al midollo spinale.
8. Agenti anestetici:
   Farmaci come il **Propofol, l'Etomidate e il Sevoflurane** vengono utilizzati per indurre e mantenere l'anestesia durante l'intervento.
9. Farmaci per la pressione sanguigna:
   Agenti come i **beta-bloccanti, gli alfa-agonisti e i vasodilatatori vengono** utilizzati per mantenere stabile la pressione sanguigna durante l'intervento.
10. Anticoagulanti e antipiastrinici:
    Come l'**eparina** o il **clopidogrel**, sono spesso utilizzati dopo alcune operazioni per prevenire la formazione di coaguli.

Ognuno di questi farmaci ha una propria gamma di effetti collaterali, interazioni e controindicazioni. Una conoscenza approfondita di questi farmaci, dei loro meccanismi d'azione e delle loro potenziali implicazioni è essenziale per l'infermiere neurochirurgico. Anche una comunicazione efficace con i pazienti su questi farmaci, sui loro benefici e sui potenziali rischi, è fondamentale.

Interazione tra farmaci e implicazioni per gli infermieri

Un'interazione farmacologica si verifica quando l'effetto o l'emivita di un farmaco viene alterata dall'assunzione di un altro farmaco. Queste interazioni possono potenziare o attenuare l'efficacia dei farmaci, o addirittura portare a nuove reazioni avverse. Per l'infermiere neurochirurgico, la comprensione e il monitoraggio di queste interazioni sono essenziali per garantire la sicurezza del paziente e un trattamento efficace.

1. Implicazioni per la valutazione:
Gli infermieri devono effettuare sistematicamente un'anamnesi farmacologica completa del paziente, compresi i farmaci da prescrizione e da banco, gli integratori e i rimedi erboristici. Gli infermieri devono anche conoscere le indicazioni per ogni farmaco, il suo dosaggio, la frequenza di somministrazione e il meccanismo d'azione.

2. Implicazioni per la somministrazione di farmaci:
Gli infermieri devono essere consapevoli delle potenziali interazioni tra i farmaci prescritti e quelli che il paziente potrebbe già assumere. Alcuni farmaci, se somministrati insieme, possono richiedere una modifica del dosaggio o dell'orario di somministrazione per ridurre al minimo il rischio di interazione.

3. Implicazioni per la sorveglianza:
Dopo la somministrazione del farmaco, l'infermiere deve monitorare il paziente per individuare eventuali segni o sintomi di interazione farmacologica, come aumento della tossicità, riduzione dell'efficacia o nuove reazioni avverse. Il monitoraggio dei segni vitali, dei sintomi clinici e, in alcuni casi, dei livelli sierici di farmaco è essenziale.

4. Implicazioni per l'educazione del paziente:
Gli infermieri hanno un ruolo cruciale nell'educare i pazienti e le loro famiglie sui rischi delle interazioni farmacologiche, incoraggiandoli a informare sempre il personale sanitario su tutti i farmaci che assumono. È anche essenziale informare i pazienti sui potenziali segni e sintomi delle interazioni farmacologiche.

5. Implicazioni per la documentazione:
L'infermiere deve documentare accuratamente tutti i farmaci somministrati, nonché eventuali reazioni o preoccupazioni su potenziali interazioni. Se si sospetta o si

identifica un'interazione farmacologica, questa deve essere segnalata all'équipe medica e documentata nella cartella clinica del paziente.

6. Implicazioni per la collaborazione:
Gli infermieri devono lavorare a stretto contatto con i farmacisti, i medici e gli altri membri del team sanitario per gestire le interazioni farmacologiche. I farmacisti, in particolare, sono una risorsa preziosa per identificare e gestire le interazioni farmacologiche.

L'interazione tra farmaci è una delle principali preoccupazioni in neurochirurgia, in quanto molti pazienti possono assumere contemporaneamente diversi farmaci, ciascuno con le proprie implicazioni e i propri meccanismi d'azione. La vigilanza, la conoscenza e la comunicazione proattiva sono essenziali per gestire queste interazioni e garantire la sicurezza del paziente.

Gestione dei farmaci anticoagulanti e antiepilettici

In neurochirurgia, la gestione dei farmaci gioca un ruolo cruciale nel garantire risultati ottimali per il paziente. Tra i farmaci comunemente utilizzati, gli anticoagulanti e gli antiepilettici occupano un posto centrale, ciascuno con le proprie sfide e implicazioni. La gestione corretta di questi farmaci è essenziale per prevenire complicazioni potenzialmente gravi.

1. Farmaci anticoagulanti:
Gli anticoagulanti, come suggerisce il nome, sono farmaci che impediscono la coagulazione del sangue. Spesso vengono prescritti per trattare o prevenire la trombosi.

   Uso in neurochirurgia: dopo alcuni interventi neurochirurgici, esiste un rischio maggiore di formazione di coaguli di sangue. Per minimizzare questo rischio, possono essere somministrati degli anticoagulanti.

Sfide associate: La somministrazione di anticoagulanti deve essere attentamente bilanciata. Un'anticoagulazione eccessiva può portare a un'emorragia, mentre un'anticoagulazione insufficiente può non offrire una protezione adeguata contro la formazione di coaguli.

Monitoraggio: i pazienti in terapia con anticoagulanti richiedono un monitoraggio regolare dei parametri di coagulazione del sangue. Gli infermieri devono prestare attenzione a qualsiasi segno di sanguinamento, come lividi, gengive sanguinanti o feci nere.

2. Farmaci antiepilettici:

I farmaci antiepilettici sono utilizzati per trattare e prevenire le crisi epilettiche. Questi farmaci agiscono alterando l'attività elettrica del cervello.

Uso in neurochirurgia: i pazienti sottoposti a interventi neurochirurgici, in particolare sul cervello, possono essere a rischio di convulsioni post-operatorie. I farmaci antiepilettici possono essere somministrati a titolo profilattico o in risposta a una crisi epilettica.

Sfide associate: Il monitoraggio dei livelli ematici dei farmaci antiepilettici è essenziale per garantire che il paziente rientri nel range terapeutico desiderato. Una quantità troppo bassa di farmaci potrebbe non controllare efficacemente le crisi epilettiche, mentre una quantità eccessiva potrebbe causare effetti collaterali tossici.

Monitoraggio: l'infermiere deve osservare i segni di tossicità dei farmaci antiepilettici, come sonnolenza, vertigini o visione doppia. Si deve prestare particolare attenzione a rilevare qualsiasi attività convulsiva.

Implicazioni per gli infermieri:

Educazione: gli infermieri devono educare i pazienti e le loro famiglie sull'importanza di assumere regolarmente i farmaci, sui potenziali effetti collaterali e sulla necessità di un follow-up regolare.

Coordinamento: lavorando a stretto contatto con medici, farmacisti e altri professionisti della salute, gli infermieri svolgono un ruolo chiave nel garantire che questi farmaci siano somministrati in modo sicuro.

Documentazione: tutti i farmaci somministrati, gli effetti collaterali e le reazioni avverse devono essere accuratamente documentati.

La gestione dei farmaci anticoagulanti e antiepilettici è un aspetto essenziale dell'assistenza in neurochirurgia. Con un'attenzione meticolosa ai dettagli e una collaborazione interprofessionale, l'infermiere svolge un ruolo centrale nel garantire che questi farmaci offrano il massimo beneficio, riducendo al minimo i rischi per il paziente.

Capitolo 13

PAZIENTI PEDIATRICI IN NEUROCHIRURGIA

Caratteristiche anatomiche
e fisiologia nei bambini

L'infanzia è un periodo di rapida crescita e sviluppo e, in quanto tale, presenta caratteristiche anatomiche e fisiologiche diverse da quelle degli adulti. Queste particolarità influenzano la gestione medica e chirurgica dei bambini, anche nel campo della neurochirurgia.

1. Il cranio del bambino :
   Fontanelle: alla nascita, il cranio del bambino è composto da diverse ossa separate da spazi morbidi chiamati fontanelle. Queste aree permettono al cranio di deformarsi durante la nascita e di lasciare spazio alla rapida crescita del cervello. Si solidificano con il tempo, in genere verso i 2 anni.
   Cranio malleabile: la flessibilità del cranio del bambino consente una certa espansione quando la pressione intracranica aumenta. Tuttavia, un aumento prolungato di questa pressione può portare alla deformazione.
2. Il cervello in via di sviluppo :
   Crescita rapida: nei primi anni di vita, il cervello subisce una crescita rapida, quasi raddoppiando le dimensioni nel primo anno.
   Plasticità: il cervello dei bambini ha una notevole capacità di adattamento. In caso di lesione, spesso altre aree del cervello possono compensare la funzione persa, un fenomeno meno comune negli adulti.
3. Colonna vertebrale e midollo:
   Flessibilità: la colonna vertebrale del bambino è più flessibile di quella dell'adulto, il che influenza i tipi di lesioni e deformità osservate.
   Crescita del midollo spinale: il midollo spinale nei bambini piccoli è proporzionalmente più lungo della colonna vertebrale e si sposta verso l'alto con l'età.

Questo deve essere tenuto in considerazione durante l'intervento chirurgico.

4. Sistema nervoso :

Mielinizzazione: la mielinizzazione, il processo mediante il quale gli assoni vengono ricoperti da una guaina mielinica, continua dopo la nascita, influenzando la velocità della conduzione nervosa.

Sinaptogenesi: c'è un'esplosione di formazione sinaptica nei primi anni di vita, seguita da un'eliminazione selettiva delle sinapsi, affinando così i circuiti neuronali.

5. Risposte fisiologiche:

Metabolismo: il metabolismo cerebrale è più elevato nei bambini rispetto agli adulti, il che significa che i bambini hanno un fabbisogno energetico più elevato.

Risposta al farmaco: il metabolismo, la distribuzione e l'eliminazione del farmaco possono variare nei bambini, rendendo necessari aggiustamenti del dosaggio.

Le differenze anatomiche e fisiologiche tra bambini e adulti hanno importanti implicazioni per gli operatori sanitari, in particolare per la neurochirurgia. Una comprensione approfondita di queste particolarità è essenziale per fornire un'assistenza adeguata ed efficace. Per gli infermieri che lavorano nella neurochirurgia pediatrica, questa conoscenza consente loro di adattare l'assistenza, interpretare correttamente i segni e i sintomi e lavorare a stretto contatto con l'intera équipe medica per garantire il miglior risultato possibile per il bambino.

Condizioni neurochirurgiche pediatriche comuni

La pediatria presenta un insieme unico di condizioni neurochirurgiche che a volte differiscono da quelle riscontrate negli adulti. La gestione di queste condizioni richiede una conoscenza specialistica delle particolarità anatomiche, fisiologiche e di sviluppo dei bambini. Ecco una panoramica di queste condizioni.

1. Malformazioni congenite :
   - **Idrocefalo:** accumulo anomalo di liquido cerebrospinale all'interno o intorno al cervello. Può derivare da un'ostruzione, da un ridotto assorbimento o da un'eccessiva produzione di liquido.
   - **Spina bifida: un** difetto di chiusura del tubo neurale che può portare alla protrusione delle strutture del midollo spinale attraverso un'apertura nella colonna vertebrale.
   - **Craniostenosi:** chiusura prematura delle suture del cranio, che limita la normale espansione del cervello durante la crescita.

2. Tumori cerebrali :
Sebbene siano meno frequenti rispetto agli adulti, i tumori cerebrali sono tra i tumori pediatrici più comuni. I tipi più comuni includono:
   - **Medulloblastoma:** un tumore maligno della fossa posteriore.
   - **Astrocitoma pilocitico:** un tumore generalmente benigno che può trovarsi in qualsiasi parte del cervello.
   - **Ependimoma:** tumore che si sviluppa dalle cellule ependimali che rivestono i ventricoli del cervello.

3. Trauma cranio-cerebrale :
   - I bambini sono particolarmente inclini alle cadute e alle lesioni, che possono portare a vari gradi di trauma cranico.

4. Infezioni del sistema nervoso centrale:
   - **Ascesso cerebrale:** accumulo localizzato di pus nel cervello a seguito di un'infezione.
   - **Meningite:** infiammazione delle membrane che circondano il cervello e il midollo spinale.

5. Epilessia :
   Alcune forme di epilessia sono specifiche della popolazione pediatrica, come la sindrome di West o gli spasmi infantili.
6. Disturbi vascolari :
   Malformazioni arterovenose (AVM): collegamenti anomali tra arterie e vene, spesso presenti alla nascita.
   Cavernomi: malformazioni vascolari che possono causare emorragie o convulsioni.
7. Anomalie del midollo spinale:
   Sindrome del midollo legato: il midollo spinale è attaccato in modo anomalo alla colonna vertebrale, limitandone il movimento.

L'assistenza neurochirurgica pediatrica è una specialità complessa, che richiede un approccio dedicato. Per gli infermieri che lavorano in questo campo, una conoscenza approfondita di queste condizioni e delle loro implicazioni è essenziale per fornire un'assistenza di qualità, sostenere le famiglie e collaborare efficacemente con il resto del team medico.

L'approccio specifico dell'infermiere in relazione ai bambini e alle loro famiglie

Nella neurochirurgia pediatrica, l'infermiere non si occupa solo di un paziente, ma di un insieme dinamico, che comprende il bambino e la sua famiglia. Le esigenze fisiologiche, psicologiche e sociali dei bambini differiscono da quelle degli adulti e richiedono un approccio personalizzato e attento.

1. Comunicazione adeguata all'età:

   Utilizzo di giochi: l'inserimento di giochi nella spiegazione delle procedure può aiutare a ridurre l'ansia dei bambini.

   Linguaggio semplice: gli infermieri dovranno spesso semplificare o adattare le loro spiegazioni in modo che siano comprensibili per il bambino.

2. Creare un ambiente rassicurante:

   Atmosfera rilassante: Giocattoli, colori vivaci o elementi familiari possono trasformare una stanza d'ospedale in un luogo meno intimidatorio.

   Presenza dei genitori: per quanto possibile, i genitori devono essere presenti durante l'assistenza per rassicurare il bambino.

3. Coinvolgimento attivo dei genitori:

   I genitori possono essere istruiti su alcune cure di base, consentendo loro di partecipare attivamente al processo di recupero del bambino.

   Il riconoscimento dei genitori come partner dell'assistenza primaria è essenziale per garantire la continuità dell'assistenza.

4. Valutazione del dolore :

   Il dolore nei bambini può essere espresso in modo diverso. Gli infermieri devono essere formati per riconoscere questi segnali e per utilizzare scale del dolore adatte ai bambini.

5. Approccio olistico:

   Tenga conto della crescita e dello sviluppo del bambino e adatti le cure di conseguenza.

   Riconoscere e rispondere alle esigenze emotive dei bambini, che possono variare in base alla loro età e maturità.

6. Supporto psicologico per la famiglia:

   La malattia o l'intervento chirurgico di un bambino è una prova sconvolgente per tutta la famiglia. Gli infermieri devono anche sostenere i genitori e i fratelli, offrendo loro informazioni chiare e indirizzandoli ad altri professionisti, se necessario.

7. Educazione terapeutica :

L'infermiera istruisce la famiglia sulla malattia, sull'assistenza post-operatoria e sulla riabilitazione. Questa educazione aiuta a preparare la famiglia alla dimissione dall'ospedale.

La neurochirurgia pediatrica è un campo in cui l'infermiere svolge un ruolo multidimensionale. Oltre all'assistenza clinica, l'infermiere è un educatore, un supporto emotivo e un difensore del bambino. Una comunicazione efficace, la compassione e una comprensione approfondita delle esigenze uniche del bambino e della famiglia sono essenziali per fornire un'assistenza di qualità.

Capitolo 14

APPROCCI COMPLEMENTARI IN NEUROCHIRURGIA

Riabilitazione neurologica post-operatoria

La riabilitazione neurologica post-operatoria è una parte fondamentale dell'assistenza al paziente dopo un intervento di neurochirurgia. Mira a ripristinare, compensare o adattare le funzioni compromesse, consentendo al paziente di recuperare un livello soddisfacente di autonomia e qualità di vita. Questa fase cruciale richiede una collaborazione interdisciplinare e l'immancabile coinvolgimento degli infermieri.

1. Comprendere le sfide della riabilitazione :
Dopo un intervento di neurochirurgia, i deficit possono essere motori, sensoriali o cognitivi, o una combinazione di questi. L'obiettivo principale della riabilitazione è quello di consentire ai pazienti di funzionare al meglio nel loro ambiente quotidiano.

2. Valutazione iniziale:
Lavorando con un team di riabilitazione, l'infermiere valuta i deficit, le esigenze e gli obiettivi del paziente. Questa valutazione serve come base per la stesura di un piano di riabilitazione personalizzato.

3. Tecniche di riabilitazione :
- **Fisioterapia: si** concentra sul recupero motorio, sulla coordinazione, sulla forza muscolare e sull'equilibrio.
- **Terapia occupazionale:** aiuta i pazienti a recuperare le loro abilità quotidiane, adattando il loro ambiente e consigliando loro l'uso di ausili tecnici.
- **Logopedia:** necessaria in caso di disturbi del linguaggio o della deglutizione.
- **Neuropsicologia:** per i pazienti con problemi cognitivi, le sedute sono mirate a lavorare sulla memoria, sull'attenzione e sulle funzioni esecutive.

4. Il ruolo dell'infermiere nella riabilitazione:

- **Monitoraggio giornaliero:** valutare i progressi, individuare eventuali complicazioni e regolare l'assistenza di conseguenza.
- **Educazione:** informare i pazienti e le loro famiglie sull'esercizio fisico, sull'uso dei farmaci e su eventuali adattamenti necessari a casa.
- **Supporto psicologico: la** riabilitazione può essere un momento frustrante per i pazienti. L'infermiere svolge un ruolo chiave nel fornire un supporto emotivo.
- **Coordinamento dell'assistenza:** garantire una transizione fluida tra l'ospedale e il domicilio o i centri di riabilitazione.

5. L'importanza dell'interdisciplinarità:
Una stretta collaborazione tra infermieri, fisioterapisti, terapisti occupazionali, medici della riabilitazione, psicologi, assistenti sociali e altri professionisti è essenziale per un'assistenza completa.

6. Considerare la famiglia:
La famiglia svolge un ruolo cruciale nel sostenere e incoraggiare il paziente. L'infermiere si assicura che la famiglia sia ben informata e coinvolta nel processo.

La riabilitazione neurologica post-operatoria è una fase decisiva che influisce notevolmente sul futuro del paziente. L'infermiere, grazie alla sua presenza costante e al suo ruolo centrale nell'assistenza, è un pilastro di questa fase di recupero, garantendo un'assistenza olistica su misura per le esigenze del paziente.

Terapie alternative :
agopuntura, osteopatia, ecc.

Al centro del panorama medico moderno si trova un mix ricco e diversificato di terapie tradizionali e alternative. Queste terapie, sebbene spesso marginali rispetto ai protocolli medici convenzionali, possono offrire benefici aggiuntivi significativi ai pazienti neurochirurgici. È quindi fondamentale che gli infermieri abbiano una comprensione informata di queste terapie, al fine di guidare e informare i pazienti nel miglior modo possibile.

1. Agopuntura :
Nata dalla medicina tradizionale cinese, l'agopuntura prevede l'inserimento di aghi sottili in punti precisi del corpo. Questi punti sono considerati aree in cui circola l'energia, o 'Qi'.

- **Benefici in neurochirurgia:** l'agopuntura può aiutare a gestire il dolore post-operatorio, ridurre l'infiammazione e migliorare la circolazione sanguigna.
- **Il ruolo dell'infermiere:** identificare i pazienti che potrebbero beneficiare di questo approccio, conoscere gli operatori giusti e integrare questa cura nel piano terapeutico generale.

2. Osteopatia:
Questo approccio manuale si concentra sull'individuazione, il trattamento e la prevenzione degli squilibri nella mobilità dei tessuti del corpo che possono causare disturbi.

- **Benefici in neurochirurgia:** l'osteopatia può contribuire al recupero post-operatorio migliorando la mobilità e riducendo la tensione muscolo-scheletrica.
- **Il ruolo dell'infermiere:** capire quando l'osteopatia può essere utile, indirizzare il paziente a osteopati qualificati e assicurarsi che questo trattamento sia compatibile con le altre cure del paziente.

3. Altre terapie complementari:

Chiropratica: si concentra sulla diagnosi, il trattamento e la prevenzione dei disturbi muscolo-scheletrici, in particolare della colonna vertebrale.

Massoterapia: i massaggi possono aiutare a rilassare i muscoli, migliorare la circolazione e ridurre il dolore.

Meditazione e mindfulness: queste pratiche possono aiutare i pazienti a gestire lo stress, il dolore e l'ansia associati alla loro condizione o procedura.

Sebbene queste terapie alternative non sostituiscano i trattamenti medici tradizionali, possono offrire benefici aggiuntivi significativi per i pazienti neurochirurgici. L'infermiere, in quanto perno dell'assistenza al paziente, ha il dovere di essere informato su queste opzioni, per garantire una gestione completa e integrata.

Integrazione del metodo non convenzionale nel piano di assistenza

L'avvento dell'era della medicina integrativa ci ricorda costantemente l'importanza di considerare l'essere umano nella sua totalità. Il paziente non è semplicemente una somma di sintomi da trattare, ma un'entità complessa le cui esigenze vanno ben oltre la chirurgia o i farmaci. I metodi non convenzionali, sebbene talvolta denigrati, offrono una dimensione olistica all'assistenza, consentendo un approccio più completo alla guarigione. In quanto anello essenziale della catena assistenziale, l'infermiere neurochirurgico deve conoscere questi metodi e saperli integrare con giudizio.

1. Riconoscere l'individualità del paziente:

Ogni paziente è unico, con le proprie convinzioni,

esperienze e aspettative. Un piano di assistenza efficace riconosce questa unicità e cerca di integrarla.

2. Comprendere i diversi metodi:

- **Omeopatia:** sulla base del principio di somiglianza, si utilizzano piccole dosi per trattare sintomi specifici.
- **Fitoterapia:** l'uso di piante a scopo medicinale, spesso sotto forma di infusi, decotti o capsule.
- **Aromaterapia:** l'uso di oli essenziali per una serie di disturbi, dal dolore all'ansia.

3. L'importanza della formazione continua:

Gli infermieri devono tenersi aggiornati sulle ultime ricerche e sugli sviluppi delle terapie non convenzionali, per poter offrire ai pazienti consigli validi.

4. Collaborazione con altri professionisti:

Una rete di terapisti qualificati (naturopati, osteopati, agopuntori, ecc.) consente agli infermieri di indirizzare i pazienti verso le risorse migliori.

5. Valutazione delle esigenze specifiche del paziente:

Alcuni pazienti possono trarre maggiore beneficio da metodi complementari per gestire il dolore, l'ansia o altri sintomi.

6. Integrazione nel piano di assistenza:

È fondamentale integrare questi metodi in modo coerente. Per esempio, se un paziente utilizza rimedi erboristici, bisogna assicurarsi che non interagiscano negativamente con i farmaci del paziente.

7. Rispettare le scelte del paziente:

Alcuni pazienti possono essere riluttanti a utilizzare metodi non convenzionali. È fondamentale rispettare le loro scelte, pur fornendo informazioni obiettive.

L'integrazione di metodi non convenzionali nel piano di cura è un esercizio delicato che richiede conoscenza, apertura mentale e discernimento. L'infermiere, in quanto difensore dei bisogni e dei diritti del paziente, svolge un ruolo centrale nel garantire che questa integrazione avvenga in modo informato e vantaggioso per il paziente.

Capitolo 15

RICERCA E INNOVAZIONE IN NEUROCHIRURGIA

Ultimi progressi e la ricerca in corso

Il campo della neurochirurgia, come molti altri campi medici, è in costante evoluzione. L'intersezione tra tecnologia, biologia e medicina ha portato a progressi che un tempo erano considerati pura fantascienza. In questo mare di progressi, è essenziale per tutti gli operatori sanitari, in particolare per gli infermieri di neurochirurgia, rimanere informati e aggiornati.

1. Chirurgia assistita da robot:
I robot chirurgici offrono una maggiore precisione, riducono i tremori umani e consentono incisioni più piccole, con conseguente recupero più rapido per i pazienti. Sistemi come il Da Vinci sono già in grado di eseguire interventi complessi con un'invasività minima.

2. Imaging avanzato:
L'uso dell'intelligenza artificiale e dell'apprendimento profondo nell'imaging medico facilita il rilevamento e la mappatura precisa delle lesioni cerebrali. Ciò consente di effettuare interventi chirurgici più mirati e meno invasivi.

3. Terapia genica e cellulare:
Sono in corso ricerche per trattare le malattie neurodegenerative, come il morbo di Parkinson o la sclerosi laterale amiotrofica (SLA), modificando i geni o utilizzando le cellule staminali.

4. Neuromodulazione:
L'uso di impianti per modulare l'attività elettrica del cervello si è dimostrato promettente nel trattamento di condizioni come la depressione resistente al trattamento, l'epilessia e persino alcuni dolori cronici.

5. Bioprinting 3D:
La capacità di stampare in 3D i tessuti biologici apre la strada alla creazione di innesti personalizzati per riparare i danni neurologici.

6. Interfacce cervello-macchina:
La ricerca sulla creazione di interfacce dirette tra il cervello

e le macchine potrebbe, in futuro, aiutare i pazienti paralizzati a recuperare alcune funzioni o a comunicare.

7. Microchirurgia laser:
L'uso del laser per eseguire interventi delicati riduce al minimo i danni ai tessuti circostanti e accelera la guarigione.

8. Ricerca sui biomateriali:
Lo sviluppo di nuovi materiali compatibili con il cervello può ridurre il rischio di infezione, rigetto o infiammazione dopo un intervento chirurgico.

La frontiera della neurochirurgia è in costante espansione grazie alle innovazioni tecnologiche e alla ricerca approfondita. Per l'infermiere neurochirurgico, comprendere questi progressi e come possono essere applicati clinicamente è essenziale per fornire un'assistenza ottimale. Tuttavia, è anche importante tenere presente l'etica medica e assicurarsi che ogni nuovo metodo sia applicato nel modo migliore nell'interesse del paziente.

Coinvolgimento dell'infermiere ricerca clinica

La ricerca clinica, che comprende una serie di attività che vanno dagli studi preliminari agli studi clinici di fase IV, è al centro dei progressi della medicina. Ci permette di comprendere le malattie, di sviluppare nuovi trattamenti e di migliorare la qualità dell'assistenza. Gli infermieri, con la loro straordinaria vicinanza ai pazienti e la loro profonda comprensione della gestione delle cure, svolgono un ruolo cruciale in questo processo.

1. L'infermiere come collegamento tra il paziente e il team di ricerca:
Il rapporto di fiducia instaurato tra l'infermiere e il paziente

facilita la comunicazione. L'infermiere è spesso il primo punto di contatto per i pazienti che partecipano agli studi clinici, rispondendo alle loro domande, calmando le loro paure e assicurandosi che comprendano e diano il consenso informato.

2. Gestione delle valutazioni cliniche:

Gli infermieri sono spesso responsabili della raccolta dei dati nell'ambito degli studi clinici, sia attraverso il prelievo di sangue, le misurazioni vitali, le valutazioni neurologiche o altri test rilevanti.

3. Monitoraggio degli effetti collaterali e delle reazioni avverse:

L'infermiere svolge un ruolo cruciale nel monitorare e documentare gli effetti collaterali dei trattamenti dello studio. Questo attento monitoraggio può aiutare a identificare rapidamente qualsiasi problema potenziale, garantendo così la sicurezza dei partecipanti.

4. Istruzione e formazione:

L'infermiere è spesso responsabile dell'educazione dei pazienti sullo svolgimento della sperimentazione, sui protocolli da seguire e sull'importanza della compliance. Inoltre, l'infermiere può essere chiamato a formare altri membri del personale sulle specificità della sperimentazione clinica.

5. Collaborazione multidisciplinare:

Lavorando a stretto contatto con i ricercatori, i medici, i farmacisti e altri operatori sanitari, l'infermiere contribuisce a garantire che la sperimentazione sia condotta in conformità con gli standard etici e normativi.

6. Partecipazione attiva alla progettazione della ricerca:

Attingendo alla loro esperienza clinica, gli infermieri possono offrire preziose intuizioni nella progettazione degli studi, suggerendo metodologie che tengano conto sia della scienza che della migliore esperienza del paziente.

7. Promozione della ricerca clinica:

Gli infermieri possono agire come sostenitori della ricerca clinica all'interno della comunità medica e del pubblico in generale, sensibilizzando sui benefici degli studi clinici e incoraggiando la partecipazione.

Il coinvolgimento degli infermieri nella ricerca clinica rafforza il ponte tra assistenza clinica e ricerca. Con la loro sensibilità alle esigenze dei pazienti e la loro esperienza clinica, gli infermieri sono essenziali per garantire che la ricerca non sia solo scientificamente rigorosa, ma anche etica e incentrata sul paziente.

Il futuro della neurochirurgia : robotica, intelligenza artificiale, ecc.

La neurochirurgia, come molte altre discipline mediche, è in costante evoluzione. Con l'esplosione tecnologica degli ultimi decenni, siamo sulla soglia di una rivoluzione nel modo in cui vengono eseguiti e previsti gli interventi neurochirurgici. I progressi della robotica, dell'intelligenza artificiale (AI) e delle nuove tecnologie promettono interventi più precisi, sicuri ed efficaci.

1. La robotica in neurochirurgia:
I robot chirurgici, come il famoso robot da Vinci, hanno già cambiato il gioco in diversi campi chirurgici. In neurochirurgia, questi robot promettono una precisione microscopica, riducendo al minimo il rischio di danneggiare i tessuti sani. Possono essere programmati per eseguire compiti ripetitivi con una precisione senza pari, consentendo al chirurgo di controllare l'operazione in ogni fase.

2. Intelligenza artificiale e neuroimaging:
L'AI ha il potenziale di trasformare la neuroimmagine. Algoritmi sofisticati possono aiutare a identificare rapidamente le anomalie, a prevedere il rischio di determinate condizioni o persino a guidare i chirurghi in tempo reale durante l'intervento. Inoltre, grazie

all'apprendimento automatico, questi sistemi possono migliorare continuamente analizzando grandi quantità di dati.

3. Realtà aumentata e realtà virtuale:

Queste tecnologie offrono ai neurochirurghi una visione tridimensionale del cervello o della colonna vertebrale del paziente, consentendo una pianificazione chirurgica più precisa. Durante l'intervento, i chirurghi possono 'vedere' l'area su cui stanno operando sovrapposta alle immagini digitali, fornendo una guida migliore e riducendo i rischi.

4. Nanotecnologia:

Le nanoparticelle potrebbero essere utilizzate per somministrare farmaci direttamente in aree specifiche del cervello, offrendo un trattamento mirato per patologie come i tumori cerebrali. Questo potrebbe ridurre gli effetti collaterali associati alla chemioterapia tradizionale.

5. Interfaccia cervello-macchina :

Queste interfacce, che consentono la comunicazione diretta tra il cervello e un dispositivo esterno, potrebbero rivoluzionare il trattamento delle lesioni del midollo spinale, delle malattie neurodegenerative e di altre condizioni. Immagini un paziente paralizzato che può controllare un esoscheletro usando i suoi pensieri!

6. Formazione e istruzione con l'AI:

I sistemi basati sull'AI possono anche svolgere un ruolo nella formazione dei futuri neurochirurghi, offrendo simulazioni realistiche e scenari di apprendimento adattivi.

Il futuro della neurochirurgia è luminoso, con una convergenza di tecnologie che offrono nuovi modi di trattare, diagnosticare e affrontare le condizioni neurologiche. Tuttavia, questi progressi richiedono una formazione continua, un'etica rigorosa e una considerazione costante dell'umanità che sta dietro ogni diagnosi. La tecnologia può evolversi, ma il cuore della medicina rimane il benessere del paziente.

Capitolo 16

PREVENZIONE E L'EDUCAZIONE DEL PAZIENTE

Educazione preventiva per ridurre il rischio di malattie neurologiche

L'educazione preventiva, incentrata sulla sensibilizzazione del pubblico a comportamenti sani e sull'adozione di misure proattive, è uno strumento potente per ridurre il rischio di malattie neurologiche. La prevenzione delle malattie, in particolare di quelle che colpiscono il sistema nervoso, può non solo migliorare la qualità della vita, ma anche ridurre il carico economico ed emotivo per gli individui, le loro famiglie e la società nel suo complesso.

1. Sensibilizzazione sulle lesioni alla testa:
Le lesioni alla testa, lievi o gravi, possono avere conseguenze a lungo termine sulla salute neurologica. L'educazione sull'importanza di indossare il casco quando si praticano sport o attività ad alto rischio e sulle misure di sicurezza stradale è fondamentale.

2. Promuovere un'alimentazione sana:
Numerosi studi hanno dimostrato che ciò che mangiamo può influenzare la salute del nostro cervello. Una dieta equilibrata ricca di antiossidanti, omega-3 e nutrienti essenziali può aiutare a prevenire condizioni come la demenza e il morbo di Alzheimer.

3. L'importanza dell'attività fisica:
L'esercizio fisico regolare stimola la circolazione sanguigna, che può aiutare a prevenire ictus e altre condizioni neurologiche. L'attività fisica è stata anche associata a un rischio ridotto di declino cognitivo.

4. Gestione dello stress :
Lo stress cronico può avere effetti dannosi sul cervello. L'educazione alle tecniche di rilassamento, come la meditazione, lo yoga e la respirazione profonda, può essere utile per la salute mentale e neurologica.

5. Evitare le sostanze nocive:
La sensibilizzazione sui pericoli del consumo eccessivo di alcol, dell'uso di droghe e dell'esposizione a certe tossine

ambientali può aiutare a prevenire il loro impatto negativo sul sistema nervoso.

6. Controllo regolare della pressione sanguigna e del diabete

Questi due fattori sono strettamente legati alla salute neurologica. La pressione alta e il diabete non controllato possono danneggiare i vasi sanguigni del cervello, aumentando il rischio di ictus e demenza.

7. Promuovere il sonno ristoratore:

Un sonno di qualità è essenziale per la rigenerazione del cervello e il consolidamento della memoria. Educare le persone sull'importanza del sonno e sui metodi per migliorare la qualità del sonno può avere un impatto significativo sulla prevenzione delle malattie neurologiche.

8. Vaccinazione :

Alcune infezioni possono portare a complicazioni neurologiche. La sensibilizzazione sull'importanza della vaccinazione contro malattie come la meningite, la rabbia e l'encefalite giapponese è quindi fondamentale.

9. Promozione della salute mentale:

Condizioni come la depressione, l'ansia o il disturbo bipolare possono avere implicazioni neurologiche. È fondamentale educare il pubblico a riconoscere i segni e i sintomi e l'importanza di una gestione adeguata.

L'educazione preventiva è un modo potente per promuovere la salute e il benessere della popolazione. Aumentando la consapevolezza e dotando le persone di strumenti per prendere decisioni informate sulla loro salute, possiamo ridurre l'incidenza delle malattie neurologiche e migliorare la qualità della vita.

Strategie educative per migliorare Conformità post-operatoria

Assicurare la compliance post-operatoria dei pazienti è una parte essenziale dell'ottimizzazione dei risultati chirurgici e della minimizzazione delle potenziali complicazioni. La compliance, cioè l'adesione alle raccomandazioni mediche, è spesso una sfida a causa della complessità delle linee guida, dei timori o delle idee sbagliate dei pazienti e di varie altre barriere. L'educazione del paziente è quindi una strategia chiave per migliorare la compliance. Vediamo alcune strategie educative efficaci.

1. Valutazione delle esigenze individuali:
Ogni paziente è unico. Comprendere le sue esigenze, le sue preoccupazioni e il suo livello di conoscenza è il punto di partenza. Utilizzi questionari o interviste per valutare questi elementi.

2. Utilizzo di materiali didattici adeguati:
Per fornire informazioni si possono utilizzare opuscoli, video, modelli anatomici e applicazioni mobili. Si assicuri che questi materiali siano aggiornati, chiari e comprensibili per il paziente.

3. Sessioni educative individuali e di gruppo:
Mentre le sessioni individuali forniscono un'attenzione personalizzata, le sessioni di gruppo possono offrire un'interazione e un sostegno tra pari.

4. Dimostrazioni pratiche:
Per esempio, mostri ai pazienti come pulire un'incisione o come eseguire determinati esercizi di fisioterapia. Vedere e fare può migliorare la comprensione e la fiducia.

5. Coinvolgimento di familiari e assistenti:
Spesso sono i familiari o gli assistenti a sostenere il paziente a casa. Coinvolgerli nel processo educativo può rafforzare la compliance.

6. Promemoria e follow-up:
Si possono usare telefonate, messaggi di testo o app per

ricordare ai pazienti i farmaci, gli appuntamenti o altre istruzioni importanti.

7. Fornisca informazioni scritte:
Le istruzioni orali si dimenticano facilmente. Fornire un riepilogo scritto delle istruzioni post-operatorie può aiutare i pazienti a consultare le raccomandazioni.

8. Incoraggiare un ambiente di domande:
Incoraggi i pazienti a fare domande. Più capiscono la loro situazione, più è probabile che si conformino alle raccomandazioni.

9. Sessioni di revisione:
Organizzare sessioni di follow-up per rivedere le istruzioni post-operatorie, chiarire i dubbi e rafforzare i comportamenti desiderati.

10. Feedback dei pazienti:
Sollecitare il feedback sui materiali educativi e sulle sessioni per continuare a migliorare e perfezionare gli approcci.

11. Rinforzo dei benefici:
Spiegare chiaramente al paziente perché ogni direttiva è importante e come contribuisce al suo recupero.

12. Creare una linea di assistenza:
Fornisca una linea di assistenza o un modo per i pazienti di porre domande o segnalare problemi tra un appuntamento e l'altro. Sapere di avere un supporto continuo può aumentare la compliance.

L'educazione è uno strumento potente per migliorare la compliance post-operatoria. Adottando un approccio multidimensionale, incentrato sul paziente e adattandosi alle esigenze individuali, gli operatori sanitari possono ottimizzare i risultati chirurgici e garantire che i pazienti ricevano la migliore assistenza possibile dopo l'intervento.

Utilizzo di strumenti digitali
per l'educazione del paziente

In un mondo in cui la tecnologia gioca un ruolo sempre più dominante, sfruttare gli strumenti digitali per l'educazione dei pazienti sta diventando non solo rilevante, ma essenziale. Questi strumenti offrono una varietà di modi per migliorare la comprensione, la compliance e il coinvolgimento del paziente.

1. Applicazioni mobili dedicate:
Molte applicazioni sono progettate specificamente per fornire informazioni mediche, monitorare i progressi del paziente, ricordargli i farmaci o gli appuntamenti e offrire consigli sulla gestione di determinate condizioni. Queste applicazioni possono essere personalizzate per soddisfare le esigenze specifiche di ogni paziente.

2. Piattaforme di apprendimento online:
Esistono piattaforme dedicate dove i pazienti possono seguire moduli di apprendimento, video esplicativi e partecipare a forum di discussione. Queste piattaforme offrono un'esperienza di apprendimento interattiva.

3. Realtà virtuale e aumentata:
Queste tecnologie immersive possono aiutare i pazienti a visualizzare processi complessi, a capire la loro anatomia o il funzionamento di un trattamento. Ad esempio, visualizzare un intervento chirurgico o capire il processo di riparazione di una frattura.

4. Portali per i pazienti:
Portali sicuri in cui i pazienti possono accedere alle loro cartelle cliniche, prenotare appuntamenti, porre domande e ricevere risposte dal loro team medico, o seguire i loro progressi.

5. Webinar e sessioni online:
Le piattaforme di videoconferenza consentono di organizzare sessioni educative per grandi gruppi di

pazienti, che possono interagire con gli operatori sanitari e porre domande in tempo reale.

6. Chatbot medici:

Chatbot programmati per fornire risposte alle domande mediche più comuni, guidare i pazienti o persino fare una diagnosi iniziale in base ai sintomi descritti.

7. Video educativi:

I video, accessibili tramite YouTube o altre piattaforme, possono illustrare concetti, procedure o consigli per i pazienti. Offrono un metodo di apprendimento visivo che può essere più coinvolgente.

8. Strumenti di autovalutazione:

Questionari o quiz online che consentono ai pazienti di valutare le loro conoscenze, di rafforzare ciò che hanno imparato e di identificare le aree in cui potrebbero aver bisogno di ulteriore formazione.

9. Promemoria e notifiche:

Gli avvisi push o i messaggi di testo possono ricordare ai pazienti informazioni essenziali, appuntamenti o farmaci da assumere.

10. I social network:

I gruppi di pazienti su piattaforme come Facebook o LinkedIn possono offrire uno spazio per condividere esperienze, porre domande e ricevere informazioni.

L'integrazione degli strumenti digitali nell'educazione dei pazienti non sostituisce l'interazione umana, ma la integra e la arricchisce. Con l'avvento costante di nuove tecnologie e la capacità di adattare questi strumenti alle esigenze dei pazienti, gli operatori sanitari hanno a disposizione un arsenale crescente per ottimizzare l'educazione e il coinvolgimento dei pazienti. Se usati con giudizio, questi strumenti hanno il potenziale per migliorare in modo significativo l'assistenza e i risultati dei pazienti.

Capitolo 17

INFEZIONI NOSOCOMIALI IN NEUROCHIRURGIA

Comprendere le fonti di infezione

Le infezioni sono causate da agenti patogeni come batteri, virus, funghi e parassiti. Per prevenire efficacemente le infezioni, soprattutto in ambito medico, è fondamentale capire le loro fonti e le modalità di trasmissione. Approfondiamo insieme questo mondo microscopico.

1. Batteri :
Questi microrganismi unicellulari possono vivere in quasi tutti gli ambienti, dal fondo dell'oceano all'interno del corpo umano. Sebbene molti siano benefici per noi, alcuni possono causare malattie, come lo stafilococco aureo, che causa infezioni cutanee, o il bacillo di Koch, che causa la tubercolosi.

2. Virus :
Più piccoli dei batteri, i virus possono riprodursi solo all'interno delle cellule di altri organismi. Questi possono essere animali, piante o esseri umani. Gli esempi includono l'HIV, il virus dell'influenza e il SARS-CoV-2, che causa la COVID-19.

3. I funghi:
Sebbene siano essenziali per scomporre la materia organica, alcuni funghi possono causare infezioni, in particolare sulla pelle, come la micosi, o nei polmoni, come la polmonite da Pneumocystis.

4. Parassiti :
Questi organismi vivono e si nutrono di altri esseri viventi. Le malattie parassitarie più comuni includono la malaria, la giardiasi e la toxoplasmosi.

Fonti di infezione :

Contatto diretto: gli agenti patogeni possono essere trasmessi attraverso il contatto fisico, come stringere la mano, baciare o mordere.

Trasmissione di goccioline: tosse e starnuti rilasciano goccioline contenenti agenti patogeni che possono infettare altre persone se inalano queste goccioline.

- **Cibo e acqua:** mangiare o bere prodotti contaminati può portare a infezioni. Esempi: salmonella, epatite A.
- **Contatto con una superficie infetta:** toccare una superficie contaminata e poi toccarsi la bocca, gli occhi o il naso può portare all'infezione.
- **Trasmissione vettoriale:** alcuni agenti patogeni sono trasmessi dagli insetti. La zanzara è il vettore della malaria, per esempio.
- **Trasmissione animale:** gli animali possono trasportare agenti patogeni che possono infettare gli esseri umani, come il virus della rabbia.
- **Trasmissione per via aerea:** in rari casi, gli agenti patogeni possono essere rilasciati nell'aria e respirati. La tubercolosi può diffondersi in questo modo.

Prevenzione :

- **Igiene personale: il** lavaggio regolare delle mani è essenziale.
- **Vaccinazione: un** metodo preventivo contro alcune infezioni.
- **Sicurezza alimentare:** cucinare correttamente ed evitare la contaminazione incrociata.
- **Protezione contro le zanzare:** uso di zanzariere o di repellenti.
- **Indossare dispositivi di protezione:** in ambito medico, indossare maschere, guanti e camici può ridurre la diffusione della malattia.

Capire le fonti di infezione è il primo passo per prevenire la loro diffusione. In campo medico, questa comprensione è la pietra miliare di una prevenzione efficace e di una risposta rapida alle epidemie di malattie infettive.

Protocolli di prevenzione e intervento

Nel mondo della medicina, prevenzione e intervento sono due facce della stessa medaglia. La prevenzione mira a evitare che si verifichi un evento indesiderato, mentre l'intervento consente di agire in modo rapido ed efficace in caso di evento imprevisto. I protocolli vengono stabiliti per garantire che ogni fase venga eseguita in modo coerente, riducendo così il rischio e massimizzando la sicurezza.

Prevenzione :
1. Igiene delle mani :
   - Lavaggio sistematico delle mani prima e dopo qualsiasi contatto con il paziente, utilizzando acqua e sapone o una soluzione idroalcolica.
   - Formazione regolare del personale sulle tecniche appropriate.
2. Utilizzo dei dispositivi di protezione individuale (DPI) :
   - Scegliere i DPI giusti per il lavoro: guanti, maschere, occhiali, camici, ecc.
   - Formazione sul corretto montaggio, rimozione e smaltimento dei DPI.
3. Gestione dei rifiuti medici:
   - Classificazione, smaltimento e disinfezione appropriati dei rifiuti.
   - Formazione del personale sulla gestione sicura dei rifiuti.
4. Vaccinazione :
   - Assicurarsi che il personale sia aggiornato con le vaccinazioni, anche contro l'epatite B, l'influenza e altre malattie rilevanti.
   - Consigli sulla vaccinazione dei pazienti, ove opportuno.
5. Formazione continua :
   - Sessioni di formazione e aggiornamenti regolari per il personale sulle ultime raccomandazioni e tecniche.

Discorso:
1. Identificazione rapida :
- Protocolli per riconoscere rapidamente i segni e i sintomi di un'infezione o di un'altra complicazione.
- Strumenti di triage per dare priorità agli interventi.
2. Isolamento :
- Creare zone di isolamento per i pazienti che presentano sintomi di infezioni altamente contagiose.
- Formazione del personale sull'ammissione, la gestione e la dimissione dei pazienti in isolamento.
3. Elaborazione :
- Protocolli farmacologici chiaramente definiti a seconda della diagnosi.
- Approccio multidisciplinare con collaborazione tra diversi specialisti, ove necessario.
4. Segnalazione:
- Notifica delle infezioni nosocomiali o dei focolai all'amministrazione e alle autorità sanitarie, se necessario.
- Sistemi di monitoraggio per identificare le cause sottostanti e prevenire le recidive.
5. Revisione e miglioramento:
- Valutazione regolare degli incidenti e degli interventi per migliorare i protocolli.
- Feedback e condivisione delle lezioni apprese con tutto il personale.

L'attuazione rigorosa dei protocolli di prevenzione e intervento è fondamentale per garantire la sicurezza dei pazienti e del personale. Questi protocolli richiedono un aggiornamento regolare basato sulle ultime ricerche e una formazione continua per garantire che ogni membro del team sia equipaggiato per fornire la migliore assistenza possibile.

Il ruolo cruciale dell'infermiere nella prevenzione delle infezioni

La prevenzione delle infezioni è una delle pietre miliari della pratica infermieristica. Oltre alla semplice assistenza medica, gli infermieri svolgono un ruolo fondamentale nel garantire la sicurezza e il benessere dei pazienti. Nel mondo della neurochirurgia, dove i pazienti possono essere particolarmente vulnerabili alle infezioni a causa di procedure invasive, il ruolo dell'infermiere è ancora più essenziale.

1. La prima linea di difesa:
Gli infermieri sono spesso i primi operatori sanitari a interagire direttamente con i pazienti, e sono quindi sentinelle nel rilevamento precoce dei segni di infezione. Un semplice esame fisico, l'osservazione della pelle o delle ferite, o anche la misurazione della temperatura, possono mettere in guardia da una possibile infezione.

2. Igiene impeccabile:
L'importanza del lavaggio delle mani non può essere sottovalutata. Con questa semplice azione, gli infermieri riducono notevolmente il rischio di trasmissione di agenti patogeni. Inoltre, dando l'esempio, incoraggiano anche i pazienti, i loro parenti e gli altri membri dell'équipe medica ad adottare un'igiene rigorosa.

3. Gestione delle ferite:
Le operazioni neurochirurgiche possono provocare ferite importanti. L'infermiere si assicura che queste siano pulite e asettiche e monitora eventuali segni di infezione. Inoltre, si assicura che gli antibiotici profilattici siano somministrati correttamente, se necessario.

4. Educazione del paziente e della famiglia:
Informando i pazienti e le loro famiglie sui segni di infezione e sulle misure preventive, gli infermieri creano un'alleanza per rafforzare la vigilanza. Questa educazione consente di individuare e trattare rapidamente un'infezione.

5. Lavorare con il team medico:
L'infermiere è il collegamento tra il paziente e il resto dell'équipe medica. Comunicando efficacemente qualsiasi segno di infezione o rischio identificato, facilita un intervento rapido e appropriato.

6. Controllare i dispositivi medici:
Cateteri, drenaggi, sonde e altri dispositivi possono essere punti di ingresso per le infezioni. Gli infermieri si assicurano che vengano maneggiati in modo asettico, sottoposti a manutenzione e sostituiti secondo i protocolli stabiliti.

7. Partecipazione allo sviluppo di protocolli:
Grazie alla loro esperienza al capezzale, gli infermieri sono spesso nella posizione migliore per raccomandare miglioramenti o aggiustamenti ai protocolli di controllo delle infezioni esistenti.

8. Formazione continua :
Gli infermieri devono tenersi aggiornati sulle ultime scoperte e raccomandazioni in materia di prevenzione delle infezioni. Ciò consente loro di adeguare la loro pratica e di rafforzare il loro ruolo di protettori del paziente.

Lungi dall'essere semplici operatori, gli infermieri sono protagonisti nella prevenzione delle infezioni, in particolare in neurochirurgia. Il loro ruolo proattivo, l'esperienza e la vicinanza ai pazienti li rendono protagonisti della sicurezza e della qualità delle cure.

Capitolo 18

ETICA ALLA FINE DELLA VITA IN NEUROCHIRURGIA

Il processo decisionale alla fine della vita per i pazienti neurochirurgici

Il processo decisionale di fine vita per i pazienti neurochirurgici è un viaggio emotivo ed etico, intrecciato con una moltitudine di considerazioni mediche, personali e sociali. Questa complessità è accentuata dalla natura unica e misteriosa del cervello, l'organo che dà forma alla nostra identità, ai nostri ricordi e ai nostri desideri, e che si trova al centro degli interventi neurochirurgici.

I pazienti che devono affrontare gravi condizioni neurochirurgiche, che si tratti di tumori cerebrali aggressivi, lesioni traumatiche o malattie neurodegenerative avanzate, possono trovarsi di fronte a decisioni angoscianti. Quando la malattia altera il cervello, spesso mette in discussione non solo la vitalità della vita, ma anche la sua qualità, il significato dell'esistenza e l'essenza stessa di ciò che ci rende umani.

Queste decisioni non vengono prese alla leggera e richiedono un approccio olistico, incentrato sul paziente. Sebbene i neurochirurghi abbiano competenze tecniche, riconoscono l'importanza di coinvolgere il paziente, la famiglia e spesso un team multidisciplinare nel processo decisionale. Questi team possono includere neurologi, infermieri specializzati, psicologi, cappellani e assistenti sociali, tutti uniti per navigare in queste acque tumultuose.
Le domande affrontate sono profonde: quando è opportuno prendere in considerazione la revoca del supporto vitale? Che ruolo hanno le direttive anticipate e come possiamo assicurarci che riflettano accuratamente i desideri del paziente?

Come gestire il dolore e il disagio rispettando i desideri del paziente? E al di là della medicalizzazione, come possiamo aiutare i pazienti e le famiglie a trovare un significato, una chiusura o persino una speranza in questi momenti più bui?

Un'altra sfida consiste nel rispettare le credenze culturali e spirituali, che possono avere una profonda influenza sulle decisioni di fine vita. Una comunicazione aperta, empatica e rispettosa è quindi essenziale per costruire la fiducia e per comprendere e onorare i desideri dei pazienti e delle loro famiglie.

Il processo decisionale di fine vita per i pazienti neurochirurgici va ben oltre la medicina. È un'esplorazione delle profondità dell'umanità, dei valori e delle convinzioni. Ricorda che, anche nei momenti più bui, ogni decisione, ogni azione, deve essere guidata da compassione, rispetto e integrità.

Il ruolo dell'infermiere
in cure palliative in neurochirurgia

Le cure palliative, che si concentrano sul sollievo dal dolore e sul benessere del paziente piuttosto che sulla cura, sono di vitale importanza in neurochirurgia. In questo contesto, l'infermiere svolge un ruolo fondamentale. Mentre il neurochirurgo si concentra su interventi specifici al cervello o al midollo spinale, l'infermiere fornisce un'assistenza completa, olistica e continua al paziente, sia fisicamente che emotivamente.

Dal momento della diagnosi, l'infermiere è spesso la prima persona a cui i pazienti e le loro famiglie si rivolgono per ottenere risposte, supporto e guida. Sono i custodi del loro benessere, assicurandosi che i sintomi siano gestiti in modo efficace e che ricevano informazioni chiare e comprensibili.

Sul piano fisico, l'infermiere neurochirurgico è specializzato nella gestione del dolore, che può essere particolarmente complesso in questi pazienti. Questo può comportare una combinazione di farmaci, tecniche di rilassamento e altri interventi per garantire il comfort del paziente.

Ma il ruolo dell'infermiere va ben oltre gli aspetti fisici. La natura delle condizioni neurochirurgiche può spesso avere profonde conseguenze emotive e psicologiche. I pazienti possono trovarsi di fronte a deficit cognitivi o a cambiamenti di personalità, oppure possono essere in lutto per la perdita della loro vita precedente. L'infermiere è presente per sostenerli in queste sfide, offrendo un ascolto, una spalla su cui piangere e consigli per navigare in queste acque agitate.

Gli infermieri lavorano anche a stretto contatto con un'équipe di cure palliative, composta da altri professionisti sanitari, per sviluppare un piano di assistenza su misura per ogni paziente. Questo può includere sessioni con psicologi, cappellani, assistenti sociali e altri terapisti per garantire un'assistenza completa.

L'infermiere è anche un pilastro di sostegno per la famiglia del paziente. Nei momenti difficili, la famiglia può sentirsi smarrita, sopraffatta o impotente di fronte alla malattia del proprio caro. L'infermiere li guida nel processo, li aiuta a capire cosa aspettarsi e li sostiene nel loro processo di elaborazione del lutto.

L'infermiere neurochirurgico che lavora nelle cure palliative è molto più di un semplice fornitore di cure mediche. È il cuore pulsante del team di cura, che porta umanità, compassione e competenza in una situazione che altrimenti potrebbe sembrare insormontabile. Nei momenti più bui, l'infermiere ricorda a tutti che ogni giorno, ogni momento, ha un valore e merita di essere vissuto appieno.

Comunicazione sensibile con le famiglie

La comunicazione con le famiglie dei pazienti neurochirurgici è di fondamentale importanza. Deve essere caratterizzata da particolare sensibilità ed empatia, poiché queste famiglie si trovano di fronte a realtà spesso complesse, talvolta spaventose e sempre cariche di emozioni. L'infermiere, in quanto ponte essenziale tra il paziente, l'équipe medica e i familiari, è nella posizione ideale per assumere questo ruolo di comunicazione.

Innanzitutto, è importante riconoscere che ogni famiglia è unica. Ogni membro ha i propri sentimenti, paure, speranze e preoccupazioni. Comprendere queste dinamiche consente agli infermieri di adattare e personalizzare la loro comunicazione. Ciò richiede un ascolto attivo, in cui l'infermiere è pienamente presente, senza giudicare, per ascoltare e comprendere le esigenze della famiglia.

Anche la scelta delle parole è fondamentale. I termini medici, sebbene familiari all'infermiere, possono essere estranei e intimidatori per la famiglia. Devono essere semplificati senza minimizzare o svalutare le informazioni, per rendere il messaggio chiaro e comprensibile. Le metafore e le analogie possono spesso aiutare a chiarire concetti complicati.

È anche essenziale incoraggiare le domande. Le famiglie possono essere riluttanti a fare domande per paura di apparire ignoranti o di infastidire il personale medico. Creando un ambiente accogliente e invitando apertamente a fare domande, l'infermiera può fugare questi timori e garantire che la famiglia si senta informata e sostenuta.

Ma oltre alle parole, la comunicazione non verbale gioca un ruolo altrettanto importante. Un semplice tocco rassicurante, il contatto visivo o l'ascolto paziente possono trasmettere tanto, se non di più, delle parole. Questi gesti mostrano alla famiglia che sono apprezzati e presi in considerazione.

È anche essenziale riconoscere e rispettare le decisioni della famiglia, anche se differiscono dalle opinioni o raccomandazioni mediche. L'autonomia e il rispetto della dignità di ogni individuo devono essere al centro della pratica infermieristica.

Infine, è importante riconoscere l'importanza del supporto emotivo. Le famiglie dei pazienti neurochirurgici possono provare una serie di emozioni, dalla paura e dalla rabbia alla negazione e al senso di colpa. Gli infermieri, grazie alla loro esperienza e formazione, sono in grado di fornire un supporto emotivo, sia offrendo una spalla su cui piangere, sia fornendo risorse o semplicemente essendo presenti.

La comunicazione sensibile con le famiglie è un'arte delicata, che richiede pazienza, empatia e abilità. Ma quando è fatta bene, può fare una profonda differenza nell'esperienza di una famiglia, trasformando un periodo potenzialmente traumatico in un viaggio di guarigione e speranza.

Capitolo 19

L'IMPATTO DELLA TELEMEDICINA IN NEUROCHIRURGIA

Uso della tecnologia
per le consultazioni a distanza

In un mondo sempre più interconnesso, i progressi tecnologici hanno creato opportunità senza precedenti per l'assistenza medica. Una delle innovazioni più notevoli degli ultimi anni è la possibilità di effettuare consulti a distanza, utilizzando una serie di strumenti tecnologici. Questa modalità di consultazione, talvolta definita telemedicina, consente di migliorare l'accesso alle cure, di ridurre i costi e di fornire servizi specializzati, anche in aree remote.

La magia della connessione

Utilizzando piattaforme di videoconferenza sicure, infermieri e pazienti possono vedersi e comunicare in tempo reale, nonostante la distanza che li separa. Non si tratta solo di una conversazione audio: la vista può essere utilizzata per osservare i segni clinici, valutare lo stato emotivo del paziente e stabilire una connessione più profonda. Inoltre, i dispositivi connessi possono trasmettere i dati vitali, come la pressione sanguigna o la frequenza cardiaca, direttamente all'infermiere durante la consultazione.

Parità di accesso all'assistenza sanitaria

La telemedicina abbatte le barriere geografiche. Per i pazienti che vivono in zone rurali o remote, o che hanno difficoltà a viaggiare, la possibilità di avere un consulto a distanza è una vera manna. Possono accedere a cure specialistiche, come la neurochirurgia, senza dover percorrere lunghe distanze.

Risparmiare tempo e ridurre i costi

I consulti a distanza riducono la necessità di viaggiare, il che significa un risparmio di tempo per i pazienti e gli operatori sanitari. Possono anche contribuire a ridurre i costi associati al viaggio, all'alloggio o alle consultazioni faccia a faccia.

Precauzioni necessarie

Tuttavia, la telemedicina non è priva di sfide. È fondamentale garantire la riservatezza e la sicurezza dei dati dei pazienti. Le piattaforme utilizzate devono essere conformi alle attuali normative sulla protezione dei dati. È anche importante garantire che il personale infermieristico sia adeguatamente formato all'uso di queste tecnologie, e avere un piano di emergenza in atto in caso di guasto tecnologico.

Verso un futuro connesso

I consulti a distanza saranno probabilmente il futuro di molte specialità mediche, compresa la neurochirurgia. Con l'evoluzione della tecnologia e l'emergere di nuove innovazioni, è essenziale che gli operatori sanitari, e in particolare gli infermieri, rimangano in prima linea in questi cambiamenti. Abbracciare la tecnologia preservando l'aspetto umano dell'assistenza è la sfida che offre la telemedicina. E di fronte a questa sfida, gli infermieri, con il loro ruolo centrale nell'assistenza ai pazienti, hanno tutto da guadagnare.

Monitoraggio post-operatorio attraverso le piattaforme digitali

L'avvento delle tecnologie digitali ha rivoluzionato l'assistenza ai pazienti, offrendo nuove modalità di monitoraggio delle loro condizioni post-operatorie. Le piattaforme digitali consentono oggi di monitorare i pazienti in tempo reale, anche a distanza, garantendo la continuità delle cure, un migliore follow-up e risultati post-operatori ottimizzati.

Monitoraggio personalizzato e in tempo reale

Utilizzando dispositivi connessi e applicazioni specializzate, i parametri vitali del paziente, come la frequenza cardiaca, la pressione sanguigna e la temperatura, possono essere monitorati continuamente e trasmessi a una piattaforma centralizzata. Gli infermieri e l'intero team di cura possono accedere a questi dati in tempo reale, consentendo un intervento rapido in caso di anomalie o complicazioni.

L'importanza dell'autocontrollo

Queste piattaforme offrono anche ai pazienti l'opportunità di partecipare attivamente al loro follow-up. Possono inserire dati come il dolore, i sintomi post-operatori o persino condividere foto della ferita chirurgica. Questo automonitoraggio rafforza il legame paziente-caregiver e incoraggia la collaborazione.

Avvisi in caso di complicazioni

Uno dei principali vantaggi delle piattaforme digitali è la possibilità di impostare avvisi automatici. Se un parametro non rientra nei limiti prestabiliti, o se un paziente segnala un sintomo preoccupante, l'équipe medica viene immediatamente allertata, consentendo di intervenire rapidamente.

Sicurezza e riservatezza prima di tutto

Come per qualsiasi tecnologia legata alla salute, la sicurezza dei dati è fondamentale. Le piattaforme devono garantire la riservatezza delle informazioni, assicurando al contempo una trasmissione affidabile dei dati. Le normative, spesso severe, regolano questi sistemi per proteggere sia i pazienti che gli operatori sanitari.

Un futuro incentrato sulla sorveglianza a distanza

Il monitoraggio post-operatorio tramite piattaforme digitali è destinato a svilupparsi ulteriormente nei prossimi anni. Offre una risposta adeguata alle sfide attuali dell'assistenza sanitaria, dove l'ottimizzazione delle risorse e la gestione a distanza stanno diventando sempre più importanti. Tuttavia, è essenziale ricordare che queste tecnologie, per quanto avanzate, non sostituiscono il giudizio clinico e l'esperienza degli operatori sanitari. Servono a completarle e a rafforzarle e, in ultima analisi, a garantire la migliore assistenza possibile per ogni paziente.

Implicazioni per gli infermieri: Vantaggi, sfide e formazione

Con l'aumento delle piattaforme digitali in neurochirurgia, gli infermieri sono in prima linea in questo sviluppo, svolgendo un ruolo centrale nell'integrazione di questi strumenti nel percorso di cura. Queste nuove responsabilità, pur offrendo molti vantaggi, comportano delle sfide e richiedono una formazione adeguata.

Vantaggi :

- **Continuità dell'assistenza:** grazie al monitoraggio in tempo reale, gli infermieri possono garantire la continuità dell'assistenza post-operatoria, anche quando il paziente è lontano dall'ospedale.
- **Ottimizzazione dei tempi: le** piattaforme digitali consentono di centralizzare le informazioni, facilitando il monitoraggio dei pazienti e l'individuazione precoce delle complicanze.
- **Miglioramento della comunicazione:** le piattaforme promuovono una comunicazione fluida tra i vari operatori sanitari e con i pazienti stessi.
- **Rafforzamento del ruolo dell'infermiere:** grazie a questi strumenti, l'infermiere è posizionato come attore chiave nel monitoraggio remoto, rafforzando il suo ruolo centrale nel follow-up post-operatorio.

Sfide :

- **Riservatezza dei dati :** Con lo scambio costante di informazioni mediche, gli infermieri devono essere particolarmente attenti alla protezione dei dati.
- **Dipendenza tecnologica:** sebbene le piattaforme digitali siano strumenti preziosi, possono anche fallire. È quindi fondamentale non affidarsi ad esse ciecamente e mantenere la vigilanza clinica.
- **Resistenza al cambiamento: L'**introduzione di nuovi strumenti può provocare resistenza sia da parte dei pazienti che degli assistenti.

Gestione degli avvisi: La proliferazione dei dati può portare a un gran numero di avvisi, alcuni dei quali possono essere irrilevanti.

Formazione richiesta :

Padronanza degli strumenti digitali: gli infermieri devono essere formati all'uso delle piattaforme, dalla loro interfaccia alla gestione dei dati.

Formazione sulla cybersecurity: è fondamentale che gli infermieri siano consapevoli dei problemi di sicurezza dei dati e conoscano i protocolli da seguire in caso di violazione.

Approccio centrato sul paziente: Al di là della tecnologia, è essenziale che l'infermiere rimanga concentrato sul paziente, adattando il monitoraggio remoto a ogni situazione individuale.

Aggiornamento continuo: il campo della salute digitale è in rapida evoluzione. La formazione e gli aggiornamenti regolari delle conoscenze sono necessari per rimanere all'avanguardia in questa specialità.

Se da un lato le piattaforme digitali in neurochirurgia aprono nuove ed entusiasmanti prospettive, dall'altro richiedono un'evoluzione delle competenze e delle pratiche professionali degli infermieri. Gli infermieri, che sono al centro di questa rivoluzione, hanno tutto da guadagnare abbracciando questi cambiamenti, pur rimanendo fedeli alla loro missione primaria: garantire il benessere e la sicurezza dei pazienti.

Capitolo 20

APPROCCIO GESTIONALE E DISPOSITIVI IMPIANTABILI

Drenaggio ventricolare esterno, pompe di farmaci, stimolatori

In neurochirurgia, vari dispositivi medici sono comunemente utilizzati per migliorare la qualità di vita dei pazienti, trattare determinate patologie o prevenire complicazioni. Tra questi, il drenaggio ventricolare esterno (EVD), le pompe per farmaci e gli stimolatori si distinguono per la loro natura tecnica e l'importanza cruciale. Diamo un'occhiata più da vicino al ruolo di questi strumenti, alle loro indicazioni e al modo in cui gli infermieri interagiscono con loro.

1. Drenaggio ventricolare esterno (EVD) :
   - **Funzione principale:** le EVG sono utilizzate per drenare il liquido cerebrospinale (CSF) in eccesso dal cervello a una sacca esterna, spesso nei casi di idrocefalo o in seguito a un intervento chirurgico.
   - **Indicazioni:** sono comunemente indicati nei casi di pressione intracranica elevata, emorragia o infezione.
   - **Il ruolo dell'infermiere:** monitorare il flusso, prevenire le infezioni, gestire le complicazioni come i drenaggi bloccati o le emorragie, ed educare i pazienti e le loro famiglie sul suo utilizzo.
2. Pompe per farmaci :
   - **Funzione primaria:** questi dispositivi erogano farmaci direttamente all'area bersaglio, come il midollo spinale, fornendo un sollievo mirato e riducendo gli effetti collaterali.
   - **Indicazioni:** comunemente si usa per somministrare antispastici, analgesici o agenti chemioterapici.
   - **Il ruolo dell'infermiere:** assicurarsi che il microinfusore funzioni correttamente, monitorare i segni di complicazioni, ricaricare il farmaco, educare il paziente all'uso e monitorare i potenziali effetti collaterali.

3. Stimolatori :

  Funzione principale: questi dispositivi erogano piccoli impulsi elettrici a specifiche aree del cervello o del sistema nervoso per trattare varie condizioni.

  Indicazioni: Viene utilizzato per trattare la malattia di Parkinson, l'epilessia, alcune condizioni di dolore cronico e altri disturbi.

  Il ruolo dell'infermiere: assicurarsi che il dispositivo funzioni correttamente, aiutare nella programmazione, educare il paziente sul funzionamento, monitorare le risposte del paziente e assicurarsi che gli elettrodi rimangano in posizione.

Ognuno di questi dispositivi svolge un ruolo essenziale nel trattamento neurochirurgico, contribuendo a migliorare la qualità di vita dei pazienti e a trattare efficacemente le loro condizioni. Per gli infermieri, comprendere questi strumenti, il loro funzionamento e le loro implicazioni è fondamentale per garantire un'assistenza ottimale e la sicurezza del paziente.

Monitoraggio, manutenzione e possibili complicazioni

La gestione dei pazienti neurochirurgici va ben oltre la semplice operazione. Una volta che il paziente viene dotato di dispositivi come il drenaggio ventricolare esterno, le pompe farmacologiche o gli stimolatori, il monitoraggio costante, la manutenzione regolare e la prevenzione di possibili complicazioni diventano una priorità assoluta.

1. Monitoraggio :

  Obiettivo principale: Assicurare che il dispositivo funzioni correttamente e che il paziente rimanga stabile.

  Punti chiave per gli infermieri:

- Monitorare regolarmente i segni vitali.
- Osservare eventuali cambiamenti nel comportamento o nel livello di coscienza del paziente.
- Controllare la portata degli EVG, assicurarsi che il liquido drenato sia limpido e che non vi siano segni di infezione.
- Controlli che il sito dell'impianto non sia arrossato, gonfio o trasudante.
- Monitoraggio delle dosi e distribuzione dei farmaci tramite pompe.
- Valutare l'efficacia e la risposta del paziente agli stimolatori.

2. Manutenzione :

Obiettivo principale: Garantire il corretto funzionamento a lungo termine dei dispositivi e la salute del paziente.

- Punti chiave per gli infermieri:
- Pulire regolarmente il sito implantare in conformità ai protocolli ospedalieri.
- Ricarichi o sostituisca le batterie del dispositivo, se necessario.
- Assicurare la sostituzione regolare dei farmaci nelle pompe.
- Programmare o riprogrammare gli stimolatori in base alle esigenze del paziente.
- Educare i pazienti e le loro famiglie sull'assistenza domiciliare.

3. Possibili complicazioni:

Obiettivo principale: Individuare rapidamente eventuali problemi e intervenire per risolverli.

- Punti chiave per gli infermieri:
- **Infezioni :** Il sito implantare può infettarsi. Faccia attenzione a segni come arrossamento, calore, dolore, trasudamento o febbre.
- **Ostruzioni o perdite:** I DVE possono bloccarsi o perdere, compromettendo la loro funzione.

Reazioni avverse: i farmaci somministrati dalle pompe possono causare effetti collaterali.

Guasto del dispositivo: tutti i dispositivi possono alla fine guastarsi o deprogrammarsi.

Risposte inaspettate: sebbene siano benefici, gli stimolatori possono talvolta provocare strane sensazioni o movimenti involontari.

La gestione di questi dispositivi richiede un'esperienza speciale. Per gli infermieri, ciò significa non solo avere competenze tecniche, ma anche saper interpretare i sottili segnali di complicazioni, anticipare i problemi prima che si presentino e rassicurare i pazienti durante il loro percorso. Il monitoraggio e la manutenzione regolari, combinati con un intervento rapido in caso di complicazioni, sono essenziali per garantire il successo del trattamento neurochirurgico e la sicurezza del paziente.

Educazione del paziente e della famiglia sulla gestione della casa

Quando un paziente neurochirurgico sta per essere dimesso a casa, una transizione fluida ed efficiente è essenziale per garantire la sicurezza e il benessere del paziente. Per raggiungere questo obiettivo, l'educazione del paziente e della sua famiglia sulla gestione dell'assistenza a casa è un passo fondamentale. L'obiettivo principale è garantire che il paziente riceva l'assistenza appropriata, consentendo alla famiglia di sentirsi competente e supportata.

1. Comprendere la condizione:
È essenziale che i pazienti e le loro famiglie comprendano la natura e la gravità della condizione, nonché le implicazioni a lungo termine. Possono essere utili opuscoli illustrati, video o sessioni informative.

2. La routine quotidiana:

I pazienti e le loro famiglie devono essere informati sulle attività di base, sulla mobilità e sulle restrizioni alimentari. Questo include anche istruzioni su come alzarsi dal letto, fare la doccia, fare esercizi leggeri e gestire il dolore.

3. Cura delle ferite e dei dispositivi:

Sono essenziali dimostrazioni pratiche su come pulire le incisioni, cambiare le medicazioni, monitorare i segni di infezione e mantenere qualsiasi dispositivo impiantato (ad esempio, pompe o stimolatori).

4. Farmaci :

I pazienti devono sapere come, quando e perché assumere i loro farmaci. Devono anche conoscere i possibili effetti collaterali e sapere a cosa fare attenzione.

5. Monitoraggio dei sintomi:

Informare sui primi segnali e sintomi di complicazioni, come cambiamenti del livello di coscienza, forti mal di testa, nausea o debolezza improvvisa.

6. Servizi di supporto :

Fornire informazioni sui servizi disponibili, come gruppi di sostegno, riabilitazione, terapie complementari e telemedicina.

7. Strategie di adattamento :

Offrire risorse sulla gestione dello stress, sul supporto emotivo e sui metodi per affrontare la nuova normalità, come la meditazione o la terapia.

8. Visite di follow-up :

È fondamentale sottolineare l'importanza degli appuntamenti di follow-up e fornire un calendario chiaro con le date e i dettagli di contatto degli specialisti.

9. Disponibilità in caso di emergenza:

I pazienti e le loro famiglie devono sapere chi contattare in caso di emergenza, soprattutto al di fuori dei normali orari di ufficio.

10. Risorse e riferimenti:

Fornisca un elenco di letture consigliate, siti web affidabili e contatti rilevanti per ulteriori informazioni.

L'educazione del paziente e della famiglia è un processo continuo che richiede una comunicazione aperta, pazienza ed empatia. L'infermiere neurochirurgico svolge un ruolo centrale nel fungere da collegamento tra il complesso mondo medico e le esigenze quotidiane del paziente, assicurando che il paziente e la famiglia si sentano equipaggiati e sicuri di gestire le sfide che li attendono.

Capitolo 21

PATOLOGIE TUMORALI IN NEUROCHIRURGIA

Comprendere i diversi tipi
Tumori del sistema nervoso

Il sistema nervoso, composto da cervello, midollo spinale e nervi, è una rete complessa responsabile di una moltitudine di funzioni corporee. Purtroppo, è soggetto a una serie di tumori. Questi tumori possono essere benigni (non cancerosi) o maligni (cancerosi), e la loro origine, il loro comportamento e il loro trattamento possono variare notevolmente.

1. Tumori primari rispetto a quelli metastatici:
I tumori primari iniziano nel sistema nervoso stesso, mentre i tumori metastatici hanno origine in altre parti del corpo e si sono diffusi al cervello o al midollo spinale.

2. Tumori gliali (gliomi) :
- **Astrocitomi:** si formano dagli astrociti, le cellule che sostengono i neuroni. I glioblastomi sono la forma più aggressiva di astrocitoma.
- **Oligodendrogliomi:** hanno origine dagli oligodendrociti, le cellule che circondano e isolano i neuroni.
- **Ependimomi:** si sviluppano dalle cellule ependimali che rivestono i ventricoli del cervello e il canale centrale del midollo spinale.

3. Tumori neuronali :
- **Neuroblastomi: sono** comuni nei bambini e spesso si sviluppano nelle ghiandole surrenali.
- **Gangliogliomi: sono** tumori rari che spesso si formano nel lobo temporale del cervello.

4. Tumori meningei :
- **Meningiomi:** si sviluppano dalle membrane che circondano il cervello e il midollo spinale, note come meningi. Sebbene siano generalmente benigni,

possono esercitare una pressione sul cervello o sul midollo spinale.

5. Tumori dell'ipofisi :

Si formano nell'ipofisi, una piccola ghiandola alla base del cervello. Sebbene siano generalmente benigni, possono influenzare la produzione di ormoni.

6. Tumori nervosi :

Neurofibromi: provengono dalle cellule che circondano i nervi periferici. Sono spesso associati a una malattia genetica chiamata neurofibromatosi.
Schwannomi: sono simili ai neurofibromi, ma nascono specificamente dalle cellule di Schwann.

7. Tumori della pineale :

Si formano nella ghiandola pineale, una piccola ghiandola del cervello responsabile della produzione di melatonina.

8. Tumori metastatici :

Iniziano in altre parti del corpo, come il polmone, il seno, la pelle o altrove, e poi si diffondono al cervello.
La comprensione dei tumori del sistema nervoso è essenziale per la diagnosi, la gestione e il trattamento di queste condizioni. Sebbene questo elenco non sia esaustivo, fornisce una panoramica dei tumori comuni che colpiscono il sistema nervoso. La diagnosi precoce, la gestione appropriata e la comunicazione efficace tra operatori sanitari e pazienti sono fondamentali per ottimizzare i risultati e la qualità di vita delle persone colpite.

Gestione post-operatoria specifica pazienti neuro-oncologici

La gestione post-operatoria dei pazienti che hanno subito un intervento chirurgico per un tumore del sistema nervoso rappresenta una sfida unica, data la delicatezza e la complessità di quest'area anatomica. I pazienti neuro-oncologici richiedono un'attenzione particolare per garantire non solo il loro recupero fisico, ma anche il loro benessere emotivo.

1. Monitoraggio neurologico :
Dopo un intervento neuro-oncologico, è essenziale un attento monitoraggio neurologico. Questo include controlli regolari della coscienza, della forza muscolare, della sensibilità, dei riflessi e dei segni di pressione intracranica elevata.

2. Gestione del dolore :
Il dolore post-operatorio può essere un problema importante. Deve essere valutato frequentemente e trattato in modo appropriato con analgesici, monitorando gli effetti collaterali.

3. Prevenire le complicazioni:
   Edema cerebrale: questo può essere ridotto con farmaci come i corticosteroidi.
   Ematomi: il monitoraggio dell'emorragia è essenziale per la diagnosi precoce degli ematomi intracranici.
   Infezioni: I segni di infezione, come febbre o arrossamento intorno alla ferita chirurgica, devono essere identificati e trattati rapidamente.

4. Rieducazione e riabilitazione:
A seconda della posizione e delle dimensioni del tumore, i pazienti possono richiedere terapie di riabilitazione come fisioterapia, terapia occupazionale o logopedia.

5. Supporto emotivo :
La diagnosi di un tumore al cervello può essere devastante per i pazienti e le loro famiglie. È quindi essenziale fornire un supporto psicologico, dare ai pazienti informazioni trasparenti e indirizzarli a gruppi di sostegno o a psicologi, se necessario.

6. Follow-up a lungo termine :
I pazienti neuro-oncologici necessitano di un follow-up regolare per monitorare i segni di recidiva del tumore, valutare gli effetti collaterali a lungo termine del trattamento e adattare la gestione.

7. Preparazione del viaggio :
Prima di lasciare l'ospedale, i pazienti e le loro famiglie devono essere ben informati sull'assistenza domiciliare, sui farmaci da assumere, sui segnali di allarme da osservare e sugli appuntamenti di follow-up.

8. Comunicazione con un team multidisciplinare:
La collaborazione tra neurochirurghi, oncologi, radiologi, infermieri, fisioterapisti e altri professionisti è essenziale per una cura completa del paziente.

La gestione post-operatoria dei pazienti neuro-oncologici è un compito multidimensionale che richiede un approccio olistico. L'attenzione deve essere rivolta al monitoraggio medico, alla riabilitazione, al supporto emotivo e alla preparazione alla vita dopo il ricovero. Una comunicazione trasparente e uno stretto coordinamento tra i vari operatori sanitari sono essenziali per garantire il miglior risultato possibile per il paziente.

Il ruolo dell'infermiere nell'assistenza globale del paziente neuro-oncologico

Gli infermieri svolgono un ruolo chiave nell'assistenza ai pazienti neuro-oncologici, essendo spesso il legame più stretto con i pazienti e le loro famiglie. La loro posizione strategica tra l'équipe medica e il paziente consente loro di fornire un'assistenza olistica, che va dalle cure mediche al supporto emotivo.

1. Valutazione iniziale e continua:
Al momento del ricovero, l'infermiere valuta lo stato di salute del paziente, la sua storia, i sintomi e le esigenze specifiche. Questa valutazione viene aggiornata regolarmente per adattare l'assistenza.

2. Somministrazione e monitoraggio del trattamento:
Che si tratti di chirurgia, chemioterapia, radioterapia o qualsiasi altra forma di trattamento, l'infermiere si assicura che vengano somministrati correttamente e monitora eventuali effetti collaterali o potenziali complicazioni.

3. Istruzione e consulenza:
L'infermiere informa il paziente e la sua famiglia sulla malattia, sui trattamenti, sui possibili effetti collaterali e sulle misure preventive e di autocura da adottare.

4. Gestione del dolore :
L'infermiere valuta regolarmente il dolore del paziente, somministra gli analgesici appropriati e suggerisce metodi non farmacologici per alleviarlo.

5. Supporto psicologico :
Di fronte allo shock della diagnosi e alle sfide del trattamento, gli infermieri forniscono un supporto emotivo ai pazienti e alle loro famiglie e li indirizzano agli specialisti, se necessario.

6. Lavorare con il team multidisciplinare:
Gli infermieri lavorano a stretto contatto con neurochirurghi, oncologi, radiologi, fisioterapisti e altri professionisti sanitari per garantire un'assistenza coerente e completa.

7. Preparazione del viaggio :
L'infermiere si assicura che il paziente e la sua famiglia siano pronti a gestire il resto dell'assistenza a casa, fornendo informazioni, consigli e risorse.

8. Follow-up a lungo termine :
Anche dopo la dimissione, l'infermiere può svolgere un ruolo di monitoraggio del paziente, garantendo la continuità dell'assistenza, rispondendo alle domande e facilitando gli appuntamenti di follow-up.

9. Ricerca e formazione continua:
Gli infermieri si tengono aggiornati sugli ultimi progressi della neuro-oncologia per fornire la migliore assistenza possibile.

10. Prevenzione e promozione della salute :
Gli infermieri possono anche svolgere un ruolo di sensibilizzazione sulla prevenzione del tumore al cervello, in particolare per quanto riguarda i fattori di rischio e i segnali precoci.

L'assistenza completa ai pazienti neuro-oncologici è un compito complesso e multidimensionale. Gli infermieri, grazie alla loro vicinanza ai pazienti, alla loro esperienza e alla loro capacità di lavorare come parte di un team, sono attori chiave nel garantire la qualità e la sicurezza dell'assistenza, assicurando al contempo il benessere e il supporto emotivo dei pazienti e delle loro famiglie.

Capitolo 22

L'IMPORTANZA DELLA DELLA NUTRIZIONE IN NEUROCHIRURGIA

Nutrizione pre e post operatoria

L'alimentazione gioca un ruolo fondamentale nel recupero del paziente neurochirurgico. Un'alimentazione adeguata può accelerare la guarigione, migliorare le difese immunitarie e contribuire a una migliore convalescenza. Richiede un'attenzione particolare, sia prima che dopo l'intervento.
Nutrizione preoperatoria :

1. Preparazione metabolica :
Prima dell'intervento, è fondamentale assicurarsi che il paziente sia in uno stato nutrizionale ottimale per affrontare meglio l'operazione e le sue conseguenze metaboliche. Potrebbe essere necessario assumere integratori alimentari ricchi di proteine o altri nutrienti.
2. Idratazione :
Mantenere un'idratazione adeguata è essenziale per evitare le complicazioni legate alla disidratazione, che potrebbero influenzare la dinamica del liquido cerebrospinale.
3. Restrizione alimentare preoperatoria :
La maggior parte dei pazienti è a digiuno prima dell'intervento, per evitare il rischio di aspirazione durante l'anestesia.
4. Bilancio del glucosio e degli elettroliti:
Assicurarsi che i livelli di glucosio e di elettroliti rientrino in un range normale per evitare complicazioni intraoperatorie.

Nutrizione postoperatoria :
1. Reintroduzione graduale del cibo :
A seconda del tipo di intervento e delle condizioni del paziente, il cibo viene spesso reintrodotto gradualmente, iniziando con liquidi chiari, poi con cibi morbidi e infine con una dieta normale.

2. Supporto nutrizionale :
I pazienti che non sono in grado di mangiare per via orale possono richiedere un'alimentazione enterale (con un tubo) o parenterale (per via endovenosa).

3. Gestione dei sintomi:
Nausea, vomito, costipazione e altri disturbi gastrointestinali sono comuni dopo l'intervento chirurgico. La gestione appropriata può comportare cambiamenti nella dieta, farmaci o altri interventi.

4. Requisiti nutrizionali specifici :
Dopo un intervento chirurgico, il fabbisogno di proteine è spesso aumentato per sostenere la riparazione dei tessuti. Inoltre, per la guarigione può essere necessario un aumento del fabbisogno di vitamine e minerali, come la vitamina C e lo zinco.

5. Idratazione :
L'idratazione continua ad essere fondamentale dopo l'intervento chirurgico, per favorire la funzione renale, la guarigione e l'equilibrio generale dei liquidi.

6. Monitoraggio nutrizionale :
Una valutazione regolare dello stato nutrizionale del paziente è essenziale per identificare e trattare rapidamente eventuali carenze o complicazioni.

La gestione nutrizionale prima e dopo un intervento di neurochirurgia è essenziale per ottimizzare i risultati chirurgici e accelerare il recupero. Richiede una stretta collaborazione tra infermieri, medici, dietisti e altri operatori sanitari per soddisfare le esigenze specifiche di ogni paziente.

Sfide nutrizionali specifiche pazienti neurochirurgici

La gestione nutrizionale dei pazienti neurochirurgici è costellata di sfide uniche, che riflettono la complessità del sistema nervoso e le sue interazioni con il resto del corpo. Queste sfide si trovano all'incrocio tra l'impatto della malattia, l'intervento chirurgico stesso e le specificità della nutrizione neurologica.

1. Disfagia :
Molti pazienti neurochirurgici, in particolare quelli che hanno subito un intervento al tronco encefalico o ad alcune aree del cervello, possono avere difficoltà a deglutire. Questo rende pericolosa la deglutizione di cibi solidi, in quanto può portare a un falso percorso.

2. Coscienza compromessa :
Un livello di coscienza ridotto o fluttuazioni cognitive possono complicare la capacità del paziente di mangiare in modo indipendente. Potrebbe non riconoscere il cibo o rifiutarsi di mangiare.

3. Cambiamenti metabolici:
Dopo una lesione cerebrale o un intervento chirurgico, il metabolismo può essere alterato, aumentando il fabbisogno di calorie e proteine del paziente.

4. Restrizioni idriche :
Alcuni pazienti possono richiedere una restrizione dei fluidi per gestire l'edema cerebrale o altre complicazioni, rendendo complicata la gestione della nutrizione e dell'idratazione.

5. Aumento del rischio di malnutrizione:
La combinazione di anoressia, nausea, vomito e altri sintomi gastrointestinali può portare rapidamente alla malnutrizione, soprattutto se questi sintomi non vengono gestiti correttamente.

6. Interazioni farmacologiche :
I pazienti neurochirurgici assumono spesso diversi farmaci che possono influenzare l'appetito, l'assorbimento dei nutrienti o causare problemi gastrointestinali.

7. Disturbi elettrolitici :
Gli squilibri elettrolitici, come l'iponatriemia, possono verificarsi dopo alcune procedure neurochirgiche, che

richiedono un monitoraggio e una gestione rigorosi dell'assunzione di sodio.

8. Limitazioni del motore :

I deficit o le debolezze motorie possono rendere difficile per i pazienti alimentarsi da soli o usare gli utensili.

9. Problemi gastrointestinali :

La stitichezza è comune, soprattutto nei pazienti immobili o che assumono determinati farmaci. Deve essere gestita attivamente per garantire il comfort del paziente ed evitare complicazioni.

10. Requisiti nutrizionali speciali :

Alcune condizioni, come l'epilessia, possono richiedere diete specifiche, come la dieta chetogenica.

Le sfide nutrizionali affrontate dai pazienti neurochirurgici richiedono un approccio multidisciplinare. L'infermiere svolge un ruolo essenziale nella valutazione dello stato nutrizionale, nel monitoraggio dell'assunzione e della tolleranza alimentare e nella collaborazione con altri professionisti sanitari, come dietologi e gastroenterologi, per garantire una gestione nutrizionale ottimale.

Lavorare con i nutrizionisti e dietisti

Nel complesso panorama della neurochirurgia, la collaborazione tra infermieri e professionisti della nutrizione è fondamentale. I pazienti neurochirurgici hanno spesso esigenze nutrizionali specifiche e complesse, e il raggiungimento di una gestione nutrizionale ottimale richiede una sinergia di competenze.

1. Valutazione iniziale :

Al momento del ricovero, l'infermiere di solito esegue una valutazione iniziale del paziente, compreso il suo stato nutrizionale. Questa valutazione può includere indicatori come il peso, l'appetito, la presenza di disfagia o di disturbi gastrointestinali. Se vengono identificati problemi nutrizionali, il paziente viene solitamente indirizzato a un nutrizionista o a un dietologo per un'ulteriore valutazione.

2. Piani nutrizionali personalizzati:

Sulla base della valutazione iniziale e delle esigenze specifiche del paziente, il dietologo elabora un piano nutrizionale. L'infermiere, in stretta collaborazione con il dietologo, svolge un ruolo essenziale nell'attuazione di questo piano, assicurando che il paziente riceva i pasti appropriati e monitorando la sua tolleranza a questi pasti.

3. Istruzione e consulenza:

I dietisti spesso forniscono consigli specifici e istruzione sulla nutrizione, mentre gli infermieri rafforzano queste informazioni durante le interazioni quotidiane con il paziente. I due professionisti collaborano per aiutare il paziente a comprendere l'importanza della nutrizione nel suo recupero e per incoraggiare l'adesione a una dieta appropriata.

4. Gestione del tubo di alimentazione:

Per i pazienti che non sono in grado di mangiare per via orale, può essere necessaria la nutrizione enterale (tramite un sondino). L'infermiere è generalmente responsabile della somministrazione di questa nutrizione, mentre il dietologo calcola le esigenze specifiche e formula la dieta enterale.

5. Monitoraggio continuo:

Le esigenze nutrizionali possono cambiare nel corso della convalescenza del paziente. L'infermiera, in collaborazione con il dietologo, monitora regolarmente lo stato nutrizionale del paziente, adattando il piano di cura in base alle esigenze che cambiano.

6. Comunicazione interprofessionale :

Il successo della gestione nutrizionale dipende in larga misura da una comunicazione regolare e senza intoppi tra l'infermiere e il dietologo. Le riunioni del team multidisciplinare, le note mediche condivise e le discussioni informali sono tutti strumenti che possono garantire una collaborazione efficace.

La collaborazione tra infermieri e professionisti della nutrizione è essenziale per garantire la migliore assistenza possibile ai pazienti neurochirurgici. Ciascun professionista apporta competenze uniche e, lavorando insieme, può garantire che i pazienti ricevano un'alimentazione ottimale, promuovendo un recupero più rapido e migliori risultati a lungo termine.

Capitolo 23

IL VIAGGIO DEL PAZIENTE: DALLA DIAGNOSI ALLA RIABILITAZIONE

Casi di studio dettagliati per illustrare Il viaggio completo del paziente

Caso di studio 1: Signora Dupont, 56 anni - Tumore al cervello

Presentazione iniziale:
La signora Dupont si è presentata in ospedale con mal di testa, vertigini e disturbi della vista persistenti da diversi mesi. Una risonanza magnetica cerebrale ha rivelato un tumore nel lobo frontale destro.

Valutazione preoperatoria e work-up completo:
Vengono eseguiti esami neurologici completi, compresi i test della funzione cognitiva, della visione e della funzione motoria. Gli esami del sangue sono normali. Il team di neurochirurgia discute il caso con la signora Dupont e l'opzione chirurgica.

Preparazione psicologica:
Uno psicologo incontra la signora Dupont per discutere dei suoi timori riguardo all'intervento chirurgico e le offre sostegno emotivo.

Fase pre-operatoria:
L'infermiera prepara la signora Dupont all'intervento, spiega la procedura, controlla i farmaci in corso e discute la cura post-operatoria.

Intervento:
La signora Dupont si sottopone a una craniotomia per rimuovere il tumore. L'operazione è andata bene e il tumore è stato completamente rimosso.

Assistenza post-operatoria:
L'infermiera controlla i segni vitali, il dolore e i segni neurologici della signora Dupont e si assicura che la paziente sia cosciente e orientata.

Gestione del dolore :
La signora Dupont riceve degli analgesici e il suo livello di dolore viene valutato regolarmente.

Riabilitazione:
Una volta stabile, la signora Dupont viene trasferita in un'unità di riabilitazione dove lavora con fisioterapisti, terapisti occupazionali e altri professionisti per recuperare la forza e le capacità cognitive.

Follow-up:
La signora Dupont torna per i regolari controlli post-operatori, per le risonanze magnetiche di follow-up e per le consultazioni con il neurochirurgo e l'oncologo.

Conclusione:
Alcuni mesi dopo l'intervento, la signora Dupont si sente bene, ha ripreso le sue attività quotidiane e non mostra segni di recidiva del tumore.

Caso di studio 2: Signor Bernard, 32 anni - Ernia del disco

Presentazione iniziale:
Il signor Bernard lamentava un forte dolore alla schiena che si irradiava lungo la gamba destra. Una risonanza magnetica della colonna vertebrale ha rivelato un'ernia del disco L4-L5.

Valutazione preoperatoria e work-up completo:
L'esame fisico conferma la debolezza del piede destro. Viene valutata l'anamnesi, compresi i farmaci.

Preparazione psicologica:
Il signor Bernard esprime preoccupazioni sull'operazione e riceve un supporto psicologico.

Fase pre-operatoria:
L'infermiera prepara il signor Bernard all'operazione, spiegando l'intervento di discectomia che verrà eseguito.
Intervento:
Il signor Bernard viene sottoposto a una discectomia microscopica, in cui viene rimosso il frammento di ernia del disco.

Assistenza post-operatoria:
L'infermiere monitora i segni vitali, il dolore e la funzione neurologica.

Gestione del dolore:
Il signor Bernard riceve dei farmaci per gestire il dolore post-operatorio.

Educazione del paziente:
Prima della dimissione, il signor Bernard riceve istruzioni sulle attività da evitare, su come muoversi correttamente e sui segnali da osservare.

Follow-up:
Il signor Bernard è tornato per le consultazioni post-operatorie e il suo follow-up ha mostrato un miglioramento significativo del dolore e della funzione neurologica.

Conclusione:
Dopo alcune settimane di riabilitazione, il signor Bernard è tornato al lavoro e alle attività quotidiane senza alcun dolore residuo.

Coinvolgimento multidisciplinare : infermiere, chirurgo, fisioterapista, ecc.

Quando si trattano pazienti che richiedono un intervento neurochirurgico, un approccio multidisciplinare è essenziale per garantire un'assistenza olistica e completa. I pazienti neurochirurgici non affrontano solo problemi chirurgici, ma una serie di esigenze complesse prima, durante e dopo l'intervento, che richiedono il coinvolgimento di diversi professionisti.

- **Il chirurgo: il** chirurgo è ovviamente il pilastro di qualsiasi operazione neurochirurgica. Valuta la necessità dell'intervento, lo pianifica e lo esegue, e poi gestisce il periodo post-operatorio. È responsabile della strategia terapeutica complessiva.
- **L'infermiere:** gli infermieri svolgono un ruolo chiave durante tutto il percorso del paziente. Forniscono assistenza preoperatoria, assistono durante l'intervento e sono essenziali nella fase post-operatoria per monitorare il paziente, somministrare farmaci, educare il paziente e la famiglia e coordinarsi con altri professionisti.
- **Il fisioterapista:** dopo un intervento chirurgico, molti pazienti necessitano di una riabilitazione per ripristinare la funzione motoria o gestire il dolore. I fisioterapisti aiutano nella mobilizzazione precoce, nel ripristino della funzione e nell'insegnamento di tecniche di movimento adeguate.
- **Lo psicologo/psichiatra: L'**intervento chirurgico, in particolare la neurochirurgia, può essere stressante per i pazienti. Alcuni possono avere difficoltà ad accettare la diagnosi o a gestire lo stress post-operatorio. Il supporto psicologico è fondamentale per questi pazienti.
- **Il nutrizionista:** una buona alimentazione è essenziale per il recupero. Un nutrizionista può valutare le esigenze alimentari specifiche di un paziente, suggerire modifiche dietetiche e aiutare a impostare una dieta per un recupero ottimale.
- **Terapisti occupazionali: mentre** i fisioterapisti si concentrano sulla funzione motoria, i terapisti

occupazionali aiutano i pazienti a recuperare l'indipendenza nelle attività quotidiane, adattando l'ambiente o insegnando nuove abilità.

- **L'assistente sociale:** può aiutare a coordinare l'assistenza domiciliare, fornire supporto emotivo e aiutare a risolvere eventuali problemi sociali o finanziari.
- **Altri specialisti:** A seconda del caso, possono essere coinvolti nel trattamento altri specialisti come neurologi, radiologi, anestesisti, oncologi, ecc.

La collaborazione tra tutti questi professionisti assicura un'assistenza completa, dalla valutazione iniziale fino alla riabilitazione a lungo termine. Questo approccio integrato assicura che i pazienti ricevano non solo un'assistenza medica di alta qualità, ma anche un supporto emotivo, sociale e fisico durante il trattamento. È questa combinazione che alla fine porta a risultati ottimali per il paziente.

Pianificazione della dimissione e assistenza di follow-up

La pianificazione della dimissione è una fase essenziale della cura del paziente neurochirurgico. Inizia molto prima della data effettiva di dimissione e comporta un coordinamento meticoloso tra i vari membri dell'équipe medica, il paziente e la sua famiglia. L'obiettivo è quello di garantire una transizione fluida dall'ospedale a casa o a un'altra struttura di cura, assicurandosi che il paziente abbia tutti gli strumenti e il supporto necessari per un recupero ottimale.

- **Valutazione iniziale:** già prima dell'intervento, l'équipe medica valuta le potenziali esigenze del paziente dopo la dimissione. Ciò può includere esigenze specifiche in termini di riabilitazione, farmaci, attrezzature o assistenza domiciliare.

- **Discussione con il paziente e la famiglia:** è essenziale coinvolgere attivamente il paziente e la famiglia nella pianificazione. Devono comprendere la natura dell'assistenza post-operatoria, le potenziali sfide e le loro responsabilità.

- **Coordinamento con gli operatori sanitari:** la dimissione dall'ospedale non significa la fine dell'assistenza. Potrebbero essere necessari infermieri domiciliari, fisioterapisti, terapisti occupazionali e altri per garantire la continuità dell'assistenza. Sono previsti anche appuntamenti di follow-up con il chirurgo e altri specialisti.

- **Preparare la casa:** a seconda della natura dell'intervento e delle condizioni del paziente, potrebbero essere necessari degli adattamenti alla casa. Ciò può includere l'installazione di attrezzature specifiche, come maniglioni, rampe o letti sanitari.

- **Istruzione e formazione:** prima della dimissione, i pazienti e le loro famiglie devono essere formati sull'assistenza domiciliare, sulla gestione dei farmaci, sul riconoscimento dei segni di complicazioni e su cosa fare in caso di emergenza.

- **Piano farmacologico:** viene redatto e condiviso con il paziente un piano farmacologico dettagliato, che comprende il dosaggio, la frequenza, i potenziali effetti collaterali e le interazioni.

- **Documentazione:** tutti i dettagli rilevanti della degenza ospedaliera del paziente, dell'intervento chirurgico, dell'assistenza post-operatoria e delle raccomandazioni di follow-up vengono registrati in un documento consegnato al paziente.

- **Assistenza successiva** : l'assistenza non si ferma alla dimissione. Gli appuntamenti di follow-up servono a monitorare i progressi del paziente, a identificare e gestire eventuali complicazioni e a modificare i piani di cura, se necessario.

- **Supporto emotivo e psicologico:** il periodo post-operatorio può essere emotivamente difficile. I servizi di supporto psicologico e i gruppi di sostegno possono essere utili.
- **Valutazione della dimissione:** alcune settimane dopo la dimissione, è utile effettuare una valutazione per determinare se le esigenze del paziente sono state soddisfatte e se ci sono aree da migliorare nella pianificazione futura.

La chiave per una dimissione e un recupero di successo risiede in una pianificazione accurata, in una comunicazione trasparente e in una stretta collaborazione tra tutte le persone coinvolte.

Capitolo 24

INNOVAZIONI FUTURE IN NEUROCHIRURGIA

Uno sguardo ai potenziali sviluppi neurochirurgia: tecniche, strumenti, approcci

La neurochirurgia, la specialità medica dedicata agli interventi chirurgici sul sistema nervoso, ha continuato ad evolversi nel corso dei decenni. Mentre il ventesimo secolo ha visto la nascita e il consolidamento delle tecniche chirurgiche di base, il ventunesimo secolo è testimone di un'esplosione di tecnologie innovative e di approcci multidisciplinari. Diamo uno sguardo alle tendenze attuali e future che potrebbero rimodellare questa specialità.

- **Robotica in neurochirurgia:** l'uso di robot in sala operatoria non è più fantascienza. Queste macchine, pilotate dai chirurghi, possono eseguire operazioni con incredibile precisione, riducendo potenzialmente i rischi e migliorando i risultati per i pazienti.
- **Intelligenza artificiale (AI):** con l'avvento dell'AI, la neurochirurgia potrebbe beneficiare di strumenti per aiutare la diagnosi, la pianificazione chirurgica e persino di sistemi di allarme precoce per le complicazioni post-operatorie.
- **Chirurgia guidata dalle immagini:** la fusione di immagini provenienti da diverse modalità (risonanza magnetica, TAC, ultrasuoni) durante l'operazione consente al chirurgo di 'vedere' oltre le strutture anatomiche apparenti, offrendo una maggiore precisione.
- **Terapie geniche e cellulari:** invece di concentrarsi esclusivamente sulla chirurgia meccanica, la neurochirurgia potrebbe incorporare terapie geniche o cellulari per trattare malattie come il Parkinson, i tumori cerebrali e altre condizioni neurologiche.
- **Tecniche meno invasive:** la neuroendoscopia, la chirurgia stereotassica e le tecniche endovascolari

continueranno a svilupparsi, offrendo procedure con incisioni più piccole, meno sanguinamento e tempi di recupero più brevi.

- **Bioprinting 3D:** la stampa 3D di strutture biologiche potrebbe un giorno rendere possibile la 'ricostruzione' di aree danneggiate del cervello o del midollo spinale.
- **Neurochirurgia funzionale:** tecniche come la stimolazione cerebrale profonda consentono di trattare i disturbi neurologici senza rimuovere o alterare fisicamente il tessuto cerebrale.
- **Telemedicina:** in un mondo sempre più connesso, la telemedicina giocherà un ruolo cruciale, non solo per il follow-up post-operatorio, ma anche per la collaborazione tra specialisti di tutto il mondo.
- **Formazione e simulazione:** i programmi di formazione per neurochirurghi potrebbero utilizzare maggiormente la realtà virtuale e i simulatori per formare i futuri chirurghi senza rischi per i pazienti.
- **Approccio multidisciplinare:** la collaborazione tra neurochirurghi, neurologi, radiologi e altri specialisti sarà essenziale per affrontare le complesse sfide del sistema nervoso in modo olistico.

Il futuro della neurochirurgia appare luminoso, con una serie di nuove tecniche e strumenti che promettono di migliorare i risultati dei pazienti, riducendo al contempo i rischi associati alla chirurgia. Questi progressi riflettono la natura dinamica e innovativa della medicina moderna.

L'influenza dell'intelligenza artificiale e robotica

Nel corso degli anni, l'intelligenza artificiale (AI) e la robotica si sono integrate in modo esponenziale nel settore medico, apportando importanti rivoluzioni, in particolare nella specialità della neurochirurgia. Ecco come queste due tecnologie trasformative hanno influenzato e continuano a influenzare questo settore di competenza.

1. Maggiore precisione chirurgica:
I robot, controllati dai chirurghi, possono eseguire operazioni con precisione micrometrica. Nella neurochirurgia, dove ogni millimetro conta, questo significa meno danni ai tessuti sani circostanti e miglioramenti significativi nei risultati dei pazienti.

2. Pianificazione preoperatoria con l'AI :
I sistemi basati sull'AI possono analizzare rapidamente i set di dati di imaging medico per identificare le regioni di interesse, pianificare le traiettorie ottimali e persino prevedere gli esiti potenziali in base alle diverse strategie chirurgiche.

3. Simulazioni e formazione :
La realtà virtuale abbinata all'AI offre ambienti di simulazione per i chirurghi in formazione. Questi simulatori possono riprodurre scenari complessi, consentendo ai chirurghi di allenarsi senza rischi per i pazienti reali.

4. Assistenza in tempo reale :
Durante le procedure, l'AI può fornire informazioni in tempo reale, aiutare nella navigazione e offrire analisi predittive, ad esempio per anticipare il sanguinamento o altre complicazioni.

5. Miglioramenti postoperatori :
I sistemi di AI possono monitorare i segni vitali di un paziente e altri dati per identificare rapidamente i segni di complicazioni, accelerando l'intervento medico in caso di problemi.

6. Telemedicina :
Con l'avvento delle piattaforme digitali, i chirurghi possono consultare i colleghi di tutto il mondo, chiedere un secondo parere o persino guidare le procedure in remoto, il tutto facilitato dai sistemi di intelligenza artificiale.

7. Assistenza personalizzata:
L'AI può aiutare ad analizzare insiemi di dati grandi e complessi per fornire informazioni personalizzate su

ciascun paziente, consentendo un'assistenza più mirata ed efficace.

8. Automazione dei compiti di routine:

Molti compiti, come l'acquisizione di immagini o il monitoraggio dei segni vitali, possono essere automatizzati grazie alla robotica, consentendo al personale medico di concentrarsi su aspetti più cruciali dell'assistenza.

9. Robotica flessibile :

Gli ultimi progressi nella robotica includono strumenti flessibili che possono adattarsi alla complessa anatomia del cervello, consentendo l'accesso ad aree che in precedenza erano difficili da raggiungere.

10. Ricerca e sviluppo :

L'AI può analizzare rapidamente enormi database per aiutare la ricerca, sia per identificare tendenze, correlazioni o anche per aiutare a progettare nuove tecniche chirurgiche.

L'influenza combinata dell'intelligenza artificiale e della robotica nella neurochirurgia non solo ha migliorato gli standard di cura, ma ha anche aperto le porte a nuove possibilità che erano inimmaginabili solo qualche decennio fa. Questi progressi, pur ponendo nuove sfide etiche e tecniche, promettono un futuro brillante per la specialità e, soprattutto, per i pazienti che serve.

Preparare e adattare gli infermieri a questi cambiamenti

Di fronte ai rapidi progressi della neurochirurgia, in particolare con l'introduzione dell'intelligenza artificiale e della robotica, gli infermieri, in quanto anelli essenziali della catena di cura, devono adattarsi e prepararsi per rimanere rilevanti ed efficaci. Ecco come:

1. Formazione continua :
È fondamentale che gli infermieri partecipino a corsi di formazione regolari per tenersi aggiornati sulle ultime tecniche e tecnologie. Ciò può includere corsi, workshop o seminari sulla robotica, l'IA o altre innovazioni rilevanti.

2. Simulazioni e formazione pratica:
Come i chirurghi, anche gli infermieri possono beneficiare delle simulazioni per familiarizzare con le nuove tecnologie senza rischi per i pazienti. In questo modo possono esercitarsi in un ambiente controllato.

3. Collaborazione multidisciplinare:
Gli infermieri devono lavorare a stretto contatto con chirurghi, tecnici e altri professionisti per capire e adattarsi ai cambiamenti. La comunicazione regolare e il lavoro di squadra sono essenziali.

4. Aggiornamento dei protocolli :
Con l'introduzione di nuove tecnologie, potrebbe essere necessario rivedere i protocolli di cura. Gli infermieri devono essere proattivi nel rivedere e adattare questi protocolli per garantire un'assistenza sicura ed efficace.

5. Flessibilità e apertura mentale:
Il panorama medico sta cambiando rapidamente. L'apertura mentale e la disponibilità ad abbracciare il cambiamento, per quanto scoraggiante possa essere all'inizio, sono fondamentali per l'adattamento.

6. Etica e sensibilità :
L'introduzione di nuove tecnologie spesso solleva nuove questioni etiche. Gli infermieri devono essere formati per riconoscere e gestire questi dilemmi, mettendo sempre al primo posto il benessere del paziente.

7. Competenze informatiche :
Con l'aumento della tecnologia, la conoscenza di base dei sistemi informatici e dei software medici è diventata importante quasi quanto la padronanza delle competenze cliniche tradizionali.

8. Partecipazione alla ricerca:
Gli infermieri possono svolgere un ruolo attivo nella ricerca clinica, aiutando a valutare l'efficacia e la sicurezza delle nuove tecnologie e condividendo le loro prospettive uniche.

9. Responsabilità del paziente:
Con un maggiore accesso alle informazioni, i pazienti sono più informati che mai. Gli infermieri possono svolgere un ruolo cruciale nell'educare i pazienti sulle nuove tecnologie, sfatando miti e preoccupazioni.

10. Prevenire il burnout :
L'adattamento costante alle nuove tecnologie può essere stressante. Quindi è fondamentale che gli infermieri riconoscano i segni del burnout e adottino strategie di prevenzione.

In questo mondo di rapidi progressi tecnologici, gli infermieri rimangono un pilastro dell'umanità, dell'etica e dell'assistenza centrata sul paziente. Accettando il cambiamento e preservando questi valori fondamentali, gli infermieri continueranno a fornire un'assistenza eccezionale nonostante il panorama medico in continua evoluzione.

Capitolo 25

CONTINUITÀ DELL'ASSISTENZA E TORNARE A CASA

Pianificazione della dimissione e coordinamento con l'assistenza domiciliare

La pianificazione della dimissione dei pazienti neurochirurgici e il coordinamento con l'assistenza domiciliare sono passi essenziali per garantire una transizione agevole dall'ospedale a casa e la continuità dell'assistenza. Questa transizione è fondamentale per evitare una riospedalizzazione non necessaria, gestire i sintomi in modo efficace e migliorare la qualità di vita del paziente. Ecco come questo processo può essere orchestrato con successo:

1. Valutazione complessiva del paziente:
Prima della dimissione, viene effettuata una valutazione completa per determinare il livello di assistenza richiesto, le esigenze di equipaggiamento, i farmaci necessari e altre considerazioni sulla salute.

2. Educazione del paziente e della famiglia:
Informazioni chiare sulla gestione post-operatoria, sui farmaci, sui segnali di allarme e sulle procedure di follow-up vengono condivise con il paziente e la sua famiglia. Questo fornisce loro gli strumenti necessari per gestire la situazione a casa.

3. Coordinamento con l'assistenza domiciliare:
A seconda delle esigenze del paziente, si può creare un'équipe di assistenza domiciliare che comprende infermieri, fisioterapisti, terapisti occupazionali, ecc. La loro integrazione è pianificata prima della dimissione, per garantire una transizione senza problemi.

4. Prescrizione medica e follow-up:
Viene elaborato un chiaro piano farmacologico, con un coordinamento per garantire che le prescrizioni siano

compilate e accessibili. Vengono anche fissati appuntamenti di follow-up con il neurochirurgo o altri specialisti.

5. Attrezzature e modifiche domestiche:
A seconda delle esigenze del paziente, possono essere necessarie attrezzature specifiche (come letti sanitari, sedie a rotelle, ecc.). Potrebbero anche essere consigliate modifiche alla casa per facilitare la mobilità e la sicurezza.

6. Supporto emotivo e psicologico:
Riconoscere che la dimissione, sebbene sia un passo positivo, può anche essere fonte di ansia per i pazienti e le loro famiglie. Si possono suggerire risorse psicologiche o gruppi di sostegno.

7. Linee di comunicazione aperte:
È essenziale stabilire chiare linee di comunicazione tra il paziente, la famiglia, gli operatori di assistenza domiciliare e l'équipe medica. In questo modo, qualsiasi preoccupazione o problema che possa sorgere può essere affrontato rapidamente.

8. Rivalutazioni regolari:
Si possono programmare visite domiciliari di follow-up o teleconsultazioni per valutare i progressi del paziente e modificare l'assistenza, se necessario.

9. Coinvolgimento degli assistenti:
I badanti svolgono un ruolo cruciale nell'assistenza domiciliare. Devono essere coinvolti nel processo di pianificazione, ricevere una formazione adeguata e un sostegno continuo.

10. Documentazione completa:
Tutti i dettagli dell'assistenza al paziente, gli interventi e le raccomandazioni devono essere completamente documentati per garantire la continuità dell'assistenza.

La pianificazione della dimissione e il coordinamento con l'assistenza domiciliare richiedono un approccio olistico, incentrato sul paziente, in cui ogni dettaglio viene preso in considerazione per garantire il benessere e la sicurezza del paziente.

Assicurare una transizione senza problemi per il paziente

Il passaggio dall'ospedale a casa è una fase importante nell'assistenza di un paziente, in particolare dopo un intervento di neurochirurgia. Questo periodo può essere caratterizzato da incertezza e ansia, ma anche dalla speranza di un recupero e di una vita migliore. Una transizione senza problemi è quindi essenziale per il benessere del paziente e per ridurre al minimo i rischi post-operatori. Ecco come si può fare:

1. Formazione continua :
Prima della dimissione, è essenziale fornire al paziente e alla famiglia informazioni dettagliate sull'assistenza post-operatoria, sui farmaci, sulle attività da evitare e sui segni e sintomi che richiedono un'attenzione medica immediata. Una chiara comprensione di ciò che ci aspetta può ridurre l'ansia e migliorare la compliance.

2. Pianificazione anticipata:
I preparativi per la dimissione devono iniziare molto prima del giorno effettivo della dimissione. Ciò include il coordinamento con i team di assistenza domiciliare, l'ottenimento di prescrizioni e attrezzature mediche e la definizione di un piano di monitoraggio medico.

3. Monitoraggio ravvicinato:
I primi giorni dopo la dimissione sono cruciali. Organizzare visite a domicilio, telefonate di follow-up o teleconsultazioni aiuta a garantire che tutto vada bene, a rispondere alle domande del paziente e a gestire rapidamente eventuali complicazioni.

4. Linee di comunicazione chiare:
I pazienti e le loro famiglie devono sapere chi contattare in caso di problemi. Fornire numeri di contatto per le emergenze, oltre a un elenco di segni e sintomi che richiedono un intervento medico, è essenziale.

5. Supporto psicologico :
La transizione può essere emotivamente impegnativa. Offrire un supporto psicologico, sia attraverso consulenze individuali che attraverso gruppi di sostegno, è un passo fondamentale per garantire il benessere mentale del paziente.

6. Integrazione degli assistenti:
I parenti che assumono il ruolo di assistenti devono essere formati e sostenuti. Il loro ruolo è essenziale per una transizione senza problemi. Devono essere dotati delle competenze necessarie per aiutare il paziente e conoscere le risorse disponibili, se necessario.

7. Riabilitazione e fisioterapia :
Se necessario, si possono organizzare sessioni di riabilitazione o fisioterapia a casa o in un centro specializzato, per aiutare i pazienti a recuperare la loro indipendenza.

8. Gestione del dolore :
Una gestione efficace del dolore postoperatorio è essenziale per il comfort e il recupero del paziente. Ciò richiede una buona comunicazione tra il paziente, i suoi accompagnatori e l'équipe medica.

9. Reintegrazione sociale :
Incoraggiare i pazienti a riprendere gradualmente le loro attività sociali e i loro hobby può contribuire notevolmente al loro recupero emotivo e fisico.

Per garantire al paziente una transizione senza problemi, è necessario un approccio multidisciplinare, incentrato sul paziente. Con un'attenta pianificazione, una comunicazione aperta e un sostegno continuo, è più probabile che il paziente viva questa transizione come un passo positivo verso la guarigione e il recupero.

Educare i pazienti e le loro famiglie sull'assistenza post-operatoria

Dopo un intervento di neurochirurgia, l'educazione post-operatoria per il paziente e la famiglia è fondamentale. Una buona comprensione delle cure necessarie e delle potenziali complicazioni può ridurre l'ansia, accelerare il recupero e prevenire problemi futuri.

1. Spiegazione chiara della procedura:
È fondamentale rivedere i risultati ottenuti durante l'intervento, in modo che il paziente e la sua famiglia comprendano appieno le implicazioni e le aspettative post-operatorie.

2. Cura delle ferite:
Dovrebbero essere fornite istruzioni dettagliate su come pulire e curare qualsiasi incisione chirurgica, compresi i segni di infezione o altre complicazioni a cui prestare attenzione.

3. Attività fisiche :
Il paziente deve essere informato sulle attività da evitare, sulla necessità di riposo e sulla ripresa graduale del movimento e dell'esercizio fisico.

4. Farmaci :
Occorre fornire un elenco dei farmaci prescritti, i loro dosaggi, la frequenza e i possibili effetti collaterali. È anche importante sottolineare l'importanza di attenersi al regime farmacologico.

5. Nutrizione e idratazione :
A seconda della procedura, possono essere necessarie linee guida specifiche per l'alimentazione e l'assunzione di liquidi. Queste devono essere spiegate chiaramente.

6. Segnali di avvertimento :
Riferisca qualsiasi sintomo che richieda un'attenzione medica immediata, come febbre alta, forti mal di testa, visione o linguaggio offuscati, debolezza o intorpidimento, ecc.

7. Follow-up medico :
Informare i pazienti e le loro famiglie sugli appuntamenti di follow-up, sulla loro frequenza e sulla loro importanza per monitorare i progressi e identificare precocemente eventuali complicazioni.

8. Supporto emotivo :
La chirurgia, in particolare la neurochirurgia, può avere un impatto emotivo. È importante discutere di eventuali problemi di umore o di sonno post-operatori e suggerire risorse o professionisti che possano aiutare.

9. Risorse disponibili :
Fornisca un elenco di risorse, come i numeri telefonici di emergenza, le associazioni di pazienti o i gruppi di sostegno.

10. Coinvolgimento degli assistenti:
Istruire le persone che saranno più strettamente coinvolte con il paziente, fornendo loro linee guida chiare e rassicurandole sul loro ruolo essenziale nel processo di recupero.

11. Riabilitazione :
Se necessario, parli delle opzioni di riabilitazione e fisioterapia disponibili e della loro importanza per un recupero completo.

L'educazione postoperatoria è un processo collaborativo. È fondamentale incoraggiare i pazienti e le loro famiglie a fare domande e a esprimere le loro preoccupazioni. Fornendo informazioni chiare e complete, offrendo sostegno e stabilendo una comunicazione aperta, il processo di guarigione può essere notevolmente facilitato.

Capitolo 26

GESTIONE DELLA CARRIERA E SVILUPPO PROFESSIONALE

Opportunità di formazione continua e specializzazione

La neurochirurgia è un campo in costante evoluzione. Con l'emergere di nuove tecnologie, tecniche e conoscenze, gli infermieri che lavorano in neurochirurgia devono aggiornare continuamente le loro competenze. La formazione continua e la specializzazione sono essenziali per fornire un'assistenza di altissima qualità e rimanere all'avanguardia.

1. Corsi e workshop :
Molti ospedali, associazioni professionali e istituzioni offrono corsi e workshop incentrati sui progressi della neurochirurgia, sulla gestione dei pazienti, sulle nuove tecnologie e su molti altri argomenti rilevanti.

2. Diplomi avanzati :
Per coloro che desiderano approfondire le proprie conoscenze, esistono programmi di master o di dottorato in infermieristica con una concentrazione in neuroscienze o assistenza chirurgica.

3. Certificazioni :
Ottenere una certificazione in un settore specifico, come quello neurochirurgico o dell'assistenza critica, può non solo migliorare le competenze, ma anche la credibilità professionale. Molte organizzazioni offrono certificazioni che richiedono ore di formazione, esperienza pratica e il superamento di un esame.

4. Seminari e conferenze:
Partecipare a conferenze nazionali o internazionali non solo le permette di conoscere gli ultimi sviluppi del settore, ma anche di fare rete con altri professionisti e scambiare esperienze e idee.

5. Pubblicazioni e ricerca :
Leggere riviste professionali, partecipare alla ricerca o persino pubblicare i propri risultati o casi di studio può arricchire le conoscenze e contribuire all'avanzamento del settore.

6. Formazione online :
Con l'avvento della tecnologia, molti corsi e formazioni sono ora disponibili online, offrendo flessibilità e convenienza.

7. Ulteriori specializzazioni :
A seconda degli interessi, un infermiere neurochirurgico può scegliere di specializzarsi ulteriormente in aree come la neuro-oncologia, la chirurgia pediatrica, la riabilitazione neurologica, ecc.

8. Insegnamento e tutoraggio :
Anche trasmettere le proprie conoscenze alla prossima generazione di infermieri o diventare un mentore per gli infermieri meno esperti può essere un modo per imparare e contribuire alla professione.

9. Coinvolgimento in associazioni:
L'adesione ad associazioni professionali specifiche per la neurochirurgia o per l'infermieristica in generale può offrire opportunità di formazione, risorse, borse di studio e una rete professionale.

10. Collaborazione interdisciplinare :
Lavorare a stretto contatto con altri professionisti della sanità, come neurochirurghi, radiologi e anestesisti, può offrire una prospettiva unica e approfondire la comprensione dell'assistenza olistica.

L'apprendimento continuo non è solo vantaggioso per la carriera di un infermiere, ma è anche essenziale per garantire che i pazienti ricevano l'assistenza più sicura, efficace e aggiornata possibile. Nel mondo frenetico e complesso della neurochirurgia, l'impegno per l'apprendimento continuo è essenziale.

Gestire l'equilibrio
vita privata e lavorativa in neurochirurgia

Il campo della neurochirurgia è impegnativo, sia fisicamente che emotivamente. I professionisti di questa specialità, siano essi chirurghi, infermieri o altri membri dell'équipe medica, devono spesso affrontare situazioni di tensione, orari di lavoro irregolari ed emergenze inaspettate. In questo contesto, trovare un equilibrio tra responsabilità professionali e vita personale è fondamentale per prevenire il burnout e mantenere una buona salute mentale.

1. Pianificazione e organizzazione :
La chiave è anticipare e pianificare il futuro. L'uso di un'agenda o di un'applicazione di pianificazione per gestire gli orari, stabilire i periodi di riposo e delimitare i tempi per le attività di svago o per la famiglia può aiutare a evitare il sovraccarico di lavoro.

2. Dare priorità alla salute mentale e fisica:
È fondamentale riconoscere i propri limiti. Incorporare attività come lo sport, la meditazione o anche hobby creativi può aiutare a gestire lo stress. Inoltre, consultare un professionista della salute mentale o un consulente può fornire strumenti per gestire le emozioni complesse associate a questa professione.

3. Prenda regolarmente le ferie:
Anche se può sembrare difficile allontanarsi dal lavoro, una vacanza o anche una breve pausa possono aiutarla a ricaricare le batterie e a prevenire il burnout.

4. Impostazione dei limiti :
È fondamentale saper dire di no quando è necessario e definire i confini tra lavoro e casa. Evitare di portare il lavoro a casa e disconnettersi dalle e-mail o dalle chiamate di lavoro durante il tempo libero può aiutare a mantenere questo equilibrio.

5. Cercare supporto:
Parlare con colleghi o mentori che sono riusciti a trovare un equilibrio può offrire spunti e strategie utili. Anche il sostegno dei propri cari può aiutare a gestire le pressioni del lavoro.

6. Flessibilità :
Se possibile, negoziare un orario di lavoro flessibile o la possibilità di lavorare a distanza può aiutare a bilanciare le responsabilità professionali e personali.

7. Formazione continua :
La formazione continua, non solo in neurochirurgia ma anche nella gestione del tempo, nella comunicazione e nel benessere, può fornire strumenti e competenze per gestire meglio l'equilibrio.

8. Coltivare le passioni al di fuori del lavoro:
Avere attività o passioni al di fuori della neurochirurgia può fornire una fuga e un modo per decomprimere.

9. Rivalutare regolarmente:
L'equilibrio tra lavoro e vita privata non è statico. È essenziale prendersi il tempo per riflettere regolarmente sulla sua situazione, valutare cosa funziona e cosa no, e regolarsi di conseguenza.

10. Accettare che la perfezione non è sempre possibile:
Ci saranno giorni in cui l'equilibrio sembrerà irraggiungibile. In quei momenti, è importante ricordare che ognuno sta

facendo del suo meglio e che l'equilibrio è un processo continuo.

Sebbene la neurochirurgia sia una professione impegnativa, è possibile trovare un equilibrio. Richiede consapevolezza di sé, un'attenta pianificazione e il sostegno di una comunità, ma i benefici di una carriera equilibrata valgono lo sforzo.

Rete professionale e partecipazione conferenze e simposi

Il rapido sviluppo della medicina, e della neurochirurgia in particolare, significa che le conoscenze devono essere costantemente aggiornate. In questo contesto, l'importanza del networking professionale e della partecipazione a conferenze e simposi è inestimabile. Offrono non solo l'opportunità di imparare, ma anche di collaborare e scambiare idee.

1. Vantaggi del networking professionale:
   - **Scambio di competenze**: il networking consente ai professionisti di condividere le loro esperienze, ricerche e scoperte, arricchendo così la pratica reciproca.
   - **Opportunità di collaborazione**: l'incontro con altri esperti del settore può aprire le porte a nuove collaborazioni nella ricerca, nelle pubblicazioni o nei progetti clinici.
   - **Sviluppo della carriera**: la rete professionale può portare a opportunità di lavoro, offerte di mentoring o collaborazioni accademiche.
   - **Sostegno morale ed emotivo**: la condivisione di sfide e successi con colleghi che comprendono la natura impegnativa del lavoro può fornire un supporto psicologico essenziale.

2. Il valore delle conferenze e dei simposi:
- **Aggiornamento delle conoscenze**: questi eventi sono spesso l'occasione per gli esperti di presentare gli ultimi progressi, le tecniche chirurgiche o le scoperte in neurochirurgia.
- **Workshop pratici**: molti simposi offrono workshop in cui i partecipanti possono ottenere una formazione pratica sulle ultime tecniche o tecnologie.
- **Presentare la ricerca**: le conferenze sono spesso una piattaforma per presentare il lavoro di ricerca, ricevere feedback e crearsi una reputazione nel settore.
- **Riunioni interdisciplinari**: questi eventi spesso riuniscono esperti di vari settori correlati, incoraggiando un approccio interdisciplinare alla cura del paziente.

3. Massimizzare i benefici delle conferenze:
- **Preparazione**: prima di partecipare, è bene familiarizzare con l'agenda, scegliere le sessioni pertinenti e preparare eventuali domande o discussioni.
- **Partecipazione attiva**: invece di essere un semplice spettatore, il coinvolgimento attivo, come porre domande o partecipare a dibattiti, massimizza i benefici dell'evento.
- **Networking**: utilizzare le pause e gli eventi sociali per incontrare e parlare con altri partecipanti.
- **Follow-up**: dopo l'evento, si metta in contatto con le persone che ha incontrato ed esplori le possibilità di collaborazione o di scambio.

Il networking professionale e la partecipazione attiva a conferenze e simposi sono fondamentali per la crescita professionale in neurochirurgia. Promuovono l'apprendimento continuo, la collaborazione e il progresso della professione nel suo complesso.

Capitolo 27

SICUREZZA SUL LAVORO E PREVENZIONE DEI RISCHI

Rischi specifici neurochirurgia (radiazioni, ergonomia, ecc.).

In quanto disciplina medica, la neurochirurgia presenta una serie di rischi specifici per i professionisti che vi lavorano. Questi rischi sono intrinseci alla complessità delle operazioni, alle tecnologie utilizzate e alla natura delicata del sistema nervoso. Ecco una panoramica dei principali rischi affrontati dai neurochirurghi e dal team medico che li accompagna.

1. Esposizione alle radiazioni :
Molti interventi neurochirurgici richiedono l'uso di immagini in tempo reale, come la fluoroscopia, per guidare il chirurgo durante l'operazione.

- **Rischi**: l'esposizione ripetuta alle radiazioni può aumentare il rischio di malattie come il cancro, oltre ad altre condizioni.
- **Prevenzione**: è fondamentale limitare il tempo di esposizione, utilizzare schermi protettivi e indossare indumenti protettivi come grembiuli di piombo.

2. Ergonomia e disturbi muscoloscheletrici :
I chirurghi trascorrono molte ore in posizione statica, spesso in posizioni non ergonomiche, piegandosi o ruotando il collo per avere una visione migliore del campo operatorio.

- **Rischi**: queste posture possono portare a dolori cronici, disturbi muscolo-scheletrici o lesioni a lungo termine.
- **Prevenzione**: l'uso di supporti ergonomici, le pause regolari per sgranchire il corpo e la formazione ergonomica possono aiutare a ridurre al minimo questi rischi.

3. Rischi infettivi :
Nonostante l'ambiente sterile, la neurochirurgia espone sia i pazienti che il personale medico al rischio di infezioni.

- **Rischi**: le infezioni possono essere trasmesse attraverso il sangue o altri fluidi corporei.
- **Prevenzione**: è fondamentale seguire scrupolosamente i protocolli di sterilizzazione, utilizzare i dispositivi di protezione personale e tenersi aggiornati sulle migliori pratiche.

4. Fatica e stress :
La natura impegnativa della neurochirurgia, i lunghi orari di lavoro e le decisioni cruciali da prendere possono portare alla stanchezza mentale e fisica.

- **Rischi**: la stanchezza può compromettere la concentrazione, aumentare il rischio di errore e influire sulla salute mentale.
- **Prevenzione**: è importante avere un buon equilibrio tra lavoro e vita privata, fare delle pause e avere le risorse per gestire lo stress.

5. Esposizione a sostanze chimiche:
L'uso di disinfettanti, prodotti per la sterilizzazione e altre sostanze chimiche è comune in neurochirurgia.

- **Rischi**: l'esposizione può causare reazioni allergiche, irritazione o altri problemi di salute.
- **Prevenzione**: si raccomanda di utilizzare un adeguato equipaggiamento protettivo personale, di lavorare in aree ben ventilate e di seguire le raccomandazioni sull'uso e lo smaltimento dei prodotti.

Sebbene la neurochirurgia sia una disciplina entusiasmante e gratificante, comporta anche dei rischi specifici. La consapevolezza di questi rischi e la formazione continua sulle migliori prassi preventive sono essenziali per garantire la sicurezza e il benessere degli operatori sanitari.

Misure preventive e buone prassi

La neurochirurgia, con la sua natura delicata e le potenziali implicazioni per la qualità di vita dei pazienti, richiede un approccio meticoloso per ridurre al minimo i rischi. Per garantire la sicurezza dei pazienti e degli operatori sanitari, sono essenziali alcune misure preventive e buone prassi. Ecco una sintesi delle misure chiave da adottare:

1. Sterilizzazione e disinfezione :
   - **Misure**: garantire la sterilità degli strumenti chirurgici e del campo operatorio, utilizzare agenti disinfettanti efficaci e seguire scrupolosamente i protocolli di sterilizzazione.
   - **Buona prassi**: formare regolarmente il personale sulle più recenti tecniche di sterilizzazione e controllare periodicamente l'efficienza dei processi.

2. Protezione dalle radiazioni:
   - **Misure**: limitare il tempo di esposizione alle radiazioni, utilizzare schermi protettivi e indossare dispositivi di protezione come grembiuli di piombo quando si utilizzano apparecchiature di imaging.
   - **Buona prassi**: istruire il personale sui pericoli delle radiazioni e assicurarsi che le apparecchiature di imaging siano sottoposte a regolare manutenzione e calibrazione.
3. Ergonomia in sala operatoria:
   - **Misure**: investire in attrezzature ergonomiche, come tavoli e sedie regolabili, e incoraggiare i chirurghi ad adottare posture corrette durante gli interventi.
   - **Best practice**: organizzare seminari sull'ergonomia e incoraggiare il personale a fare delle pause per sgranchirsi il corpo.

4. Prevenzione delle infezioni :
- **Misure**: utilizzare i dispositivi di protezione personale, come guanti, maschere e camici, e seguire rigorosamente i protocolli di igiene.
- **Buona prassi**: fornire una formazione continua sulle tecniche di igiene e monitorare regolarmente i tassi di infezione ospedaliera.

5. Gestire lo stress e la fatica :
- **Misure**: incoraggiare un sano equilibrio tra lavoro e vita privata, mettere in atto sistemi di supporto psicologico per il personale e promuovere orari di lavoro ragionevoli.
- **Best practice**: organizzare sessioni di sensibilizzazione sulla gestione dello stress e offrire programmi di benessere.

6. Formazione continua :
- **Misure**: promuovere la formazione continua per mantenere il personale aggiornato sulle ultime tecniche, ricerche e protocolli in neurochirurgia.
- **Migliori prassi**: offrire opportunità di partecipazione a conferenze, workshop e seminari, e incoraggiare lo scambio di esperienze tra professionisti.

7. Revisione degli incidenti:
- **Misure**: istituire un sistema di segnalazione degli incidenti per analizzare e imparare dagli errori o dalle complicazioni.
- **Buona prassi**: organizzare riunioni di revisione per discutere gli incidenti in modo non giudicante, al fine di comprendere le cause profonde e prevenire il ripetersi degli incidenti.

Adottando queste misure preventive e buone prassi, la neurochirurgia può continuare a progredire, garantendo la sicurezza dei pazienti e dei professionisti coinvolti.

Protocolli di intervento
in caso di incidente

In neurochirurgia, data la delicatezza e la complessità della disciplina, l'istituzione di protocolli di risposta agli incidenti è fondamentale per garantire la sicurezza e il benessere dei pazienti. Ecco uno schema delle fasi generali che potrebbero essere incluse in un tale protocollo:

1. Valutazione iniziale :
   - **Identificare la natura e la gravità dell'incidente**: si tratta di un'emorragia, di un danno nervoso involontario, di un problema di attrezzatura o di qualcos'altro?
   - **Stabilizzare il paziente**: Assicurarsi che le funzioni vitali del paziente siano stabili, compresi la respirazione, la circolazione e il livello di coscienza.
2. Comunicazione :
   - **Informare il team**: assicurarsi che tutti i membri del team chirurgico siano a conoscenza dell'incidente e delle misure correttive in corso.
   - **Avvisare il responsabile del reparto o il supervisore**: è qui che può ricevere ulteriore assistenza o consigli su come gestire l'incidente.
3. Intervento immediato:
   - **Fermare la fonte del problema**: ad esempio, in caso di emorragia, cercare di controllare l'emorragia.
   - **Riparare la lesione**: se possibile, riparare immediatamente qualsiasi lesione o danno causato.
   - **Documentare l'incidente**: è fondamentale documentare con precisione ciò che è accaduto, le misure adottate e qualsiasi cambiamento nelle condizioni del paziente.
4. Gestione del post-incidente:
   - **Monitoraggio del paziente**: un attento monitoraggio del paziente è essenziale per rilevare eventuali

complicazioni o effetti collaterali derivanti dall'incidente.

- **Informare la famiglia**: la famiglia del paziente deve essere informata, per quanto possibile, in modo onesto e trasparente.
- **Analisi dell'incidente**: è importante capire la causa principale dell'incidente per evitare che si ripeta.

5. Valutazione e miglioramento:

- **Riunioni di debriefing**: riunire il team per discutere dell'incidente, identificare le lezioni apprese e definire le misure per evitare che si ripeta.
- **Aggiornare i protocolli**: a seconda della natura dell'incidente, potrebbe essere necessario rivedere e adattare i protocolli attuali.
- **Formazione e sensibilizzazione**: organizzare sessioni di formazione per rafforzare le buone prassi e prevenire incidenti futuri.

6. Supporto :

- **Supporto psicologico per il team**: gli incidenti possono avere un impatto emotivo sul team. È importante offrire loro un supporto psicologico, se necessario.
- **Sostegno al paziente e alla sua famiglia**: potrebbero aver bisogno di un supporto psicologico o di informazioni aggiuntive per affrontare le conseguenze dell'incidente.

È importante sottolineare che questi passi generali devono essere adattati in modo specifico a ciascuna istituzione e a ciascun tipo di incidente. La preparazione, la formazione continua e la revisione regolare dei protocolli sono essenziali per garantire una risposta efficace agli incidenti neurochirurgici.

Capitolo 28

FORMAZIONE CONTINUA E PROSPETTIVE FUTURE

Importanza dell'aggiornamento competenze e conoscenze

L'aggiornamento costante delle competenze e delle conoscenze è fondamentale nel campo medico, e in particolare nella neurochirurgia, una disciplina che si evolve rapidamente con l'emergere di nuove tecniche, tecnologie e ricerche. Ecco solo alcuni dei motivi per cui questo è così importante:

- **Tecnologia e tecniche in rapida evoluzione:** la tecnologia medica, in particolare nel campo della neurochirurgia, si evolve a rotta di collo. Vengono costantemente sviluppate nuove apparecchiature, nuovi metodi di intervento e procedure meno invasive. Per fornire la migliore assistenza possibile, gli operatori sanitari devono essere all'avanguardia di queste innovazioni.
- **Migliorare la sicurezza del paziente: Le** conoscenze aggiornate aiutano a evitare gli errori medici, ad anticipare meglio le possibili complicazioni e ad applicare le migliori prassi per garantire la sicurezza del paziente.
- **Maggiore efficienza dell'assistenza:** competenze aggiornate possono ridurre i tempi di recupero, minimizzare il dolore post-operatorio e migliorare i risultati a lungo termine per i pazienti.
- **Standard e regolamenti professionali: Gli** organismi di regolamentazione medica spesso stabiliscono degli standard che richiedono una formazione continua. La mancata osservanza di questi standard può avere conseguenze legali o professionali.
- **Competizione professionale:** in un mondo medico competitivo, tenersi al passo con gli ultimi progressi può essere un indubbio vantaggio, sia in termini di

riconoscimento da parte dei colleghi, che di progressione di carriera o di attrazione dei pazienti.

- **Fiducia del paziente:** I pazienti sono sempre più informati grazie all'accesso alle informazioni via Internet. Un professionista aggiornato aumenta la fiducia dei pazienti nelle sue capacità e nella qualità delle cure che riceve.

- **Stimolazione intellettuale e soddisfazione lavorativa:** l'apprendimento continuo può essere una fonte di motivazione, consentendo ai professionisti di rimanere appassionati e impegnati nel loro lavoro.

- **Collaborazione interdisciplinare:** con l'evoluzione delle conoscenze, i confini tra le diverse specialità mediche possono a volte diventare più sfumati. Aggiornamenti regolari aiutano a migliorare la collaborazione e la comprensione reciproca tra le specialità.

- **Prevenire il burnout:** sentirsi stagnanti o sopraffatti può contribuire al burnout. La formazione continua può offrire un rinnovamento, una nuova prospettiva e un senso di realizzazione.

- **Etica professionale: in ultima analisi, è** responsabilità etica di ogni professionista sanitario garantire di fornire la migliore assistenza possibile. Questo può essere raggiunto solo attraverso un impegno di apprendimento continuo.

Pertanto, l'aggiornamento delle competenze e delle conoscenze non è solo auspicabile, ma è imperativo. Assicura che gli operatori sanitari possano fornire un'assistenza di altissima qualità, adattarsi alle sfide mutevoli del settore medico e mantenere una carriera soddisfacente e di successo.

Progressi tecnologici e il loro impatto sulla pratica infermieristica in neurochirurgia

I progressi tecnologici hanno rivoluzionato il mondo della medicina e della neurochirurgia in particolare. Questo ha inevitabilmente avuto un profondo impatto sulla pratica infermieristica. Ecco un'esplorazione di tale impatto:

- **Imaging medico avanzato:** l'introduzione di tecnologie di imaging all'avanguardia come la risonanza magnetica funzionale, la trattografia e la neuronavigazione ha permesso una visualizzazione più precisa del cervello. Per gli infermieri, questo significa una migliore preparazione pre-operatoria, un monitoraggio più preciso durante l'operazione e una migliore valutazione post-operatoria.
- **Robotica e assistenza informatica:** i robot chirurgici a guida computerizzata offrono una precisione impareggiabile in alcune operazioni. Gli infermieri devono ora lavorare a stretto contatto con queste tecnologie, assicurarsi che funzionino correttamente e ricevere una formazione sul loro utilizzo.
- **Telemedicina:** le piattaforme digitali consentono oggi il monitoraggio remoto dei pazienti, le consultazioni virtuali e il follow-up online. Questo ha cambiato il modo in cui gli infermieri interagiscono con i pazienti e gli altri operatori sanitari.
- **Applicazioni e oggetti connessi:** gli smartwatch, le applicazioni di monitoraggio dei sintomi e altri dispositivi possono aiutare a monitorare le condizioni neurologiche dei pazienti. Gli infermieri devono essere formati su come utilizzare questi strumenti, come integrarli nel piano di cura e come interpretare i dati.

- **Sistemi di gestione elettronica della cartella clinica:** Questi sistemi consentono un migliore coordinamento delle cure, una documentazione più accurata e un accesso più rapido alle informazioni cruciali. Gli infermieri devono essere a proprio agio con queste tecnologie.
- **Formazione in realtà virtuale:** la realtà virtuale offre oggi piattaforme di formazione coinvolgenti, consentendo agli infermieri di esercitarsi nella gestione di situazioni complesse in un ambiente controllato.
- **Stampa 3D:** utilizzata per creare modelli del cervello o della colonna vertebrale, la stampa 3D può aiutare i team medici a pianificare interventi complessi. Gli infermieri possono usare questi modelli per spiegare le procedure ai pazienti o per prepararsi a interventi specifici.
- **Nuovi dispositivi medici:** i progressi tecnologici hanno portato all'introduzione di dispositivi medici più sofisticati per il monitoraggio e il trattamento. Gli infermieri devono essere formati sul loro uso, sulla manutenzione e sulla rapida individuazione dei malfunzionamenti.
- **Biomarcatori e genomica:** i progressi nella ricerca sui biomarcatori e sulla genomica potrebbero portare a un'assistenza personalizzata per i pazienti. Gli infermieri dovranno comprendere questi concetti e le loro implicazioni per il trattamento.
- **Sistemi di allerta avanzati:** i dispositivi integrati sono in grado di rilevare precocemente i cambiamenti nelle condizioni del paziente e di avvisare gli assistenti. Gli infermieri devono essere reattivi a questi avvisi e agire di conseguenza.

L'impatto dei progressi tecnologici sulla pratica infermieristica neurochirurgica è profondo. Offrono strumenti preziosi per migliorare l'assistenza ai pazienti, ma richiedono anche una formazione continua, una capacità di adattamento e un aggiornamento regolare delle competenze. Se da un lato queste innovazioni sono promettenti, dall'altro pongono una maggiore responsabilità agli infermieri, per garantire che vengano utilizzate al meglio al servizio dei pazienti.

Costruire una carriera gratificante: specializzazioni e opportunità crescita

Costruire una carriera gratificante nel settore medico, e per gli infermieri in particolare, richiede sia una visione a lungo termine che una capacità di adattamento ai continui cambiamenti del settore sanitario. Ecco come può strutturare la sua carriera, concentrandosi sulle specializzazioni e sulle opportunità di crescita:

1. Istruzione di base e formazione iniziale :
   • Tutto inizia con una solida formazione iniziale. Ottenere un diploma di infermiere è il primo passo, ma il viaggio non finisce qui.
   • I tirocini clinici durante la formazione sono essenziali per capire dove risiede la passione del futuro infermiere, che si tratti di pediatria, terapia intensiva, neurochirurgia o qualsiasi altro campo.
2. Primo lavoro ed esperienza clinica:
   • I primi anni di pratica sono fondamentali. Le consentono di acquisire esperienza pratica, di familiarizzare con il ritmo di lavoro e di comprendere le sfumature del ruolo infermieristico.
   • È fondamentale rimanere aperti all'apprendimento, chiedere consigli ai colleghi più esperti e partecipare alla formazione continua.

3. Specializzazioni :
  • Una volta che gli infermieri hanno acquisito una certa esperienza, possono prendere in considerazione la possibilità di specializzarsi in un'area particolare. Questo può includere specializzazioni come l'anestesista infermiere, il medico infermiere o l'infermiere di terapia intensiva, solo per citarne alcune.
  • Ottenere la certificazione in una specialità può migliorare le prospettive di lavoro, aumentare il potenziale di guadagno e offrire opportunità in aree della medicina all'avanguardia.

4. Istruzione avanzata :
  • Un diploma post-laurea, come un master o un dottorato in infermieristica, può aprire molte porte. Può portare a ruoli di leadership, istruzione, ricerca o pratica avanzata.
  • Questa fase può anche essere un trampolino di lancio in campi correlati, come l'amministrazione ospedaliera, la politica sanitaria o la sanità pubblica.

5. Ruoli di leadership :
  • Con l'esperienza e la formazione arriva l'opportunità di assumere ruoli di leadership. Questi ruoli possono includere la gestione di un team di infermieri, la supervisione delle operazioni di un'unità o di un reparto, o addirittura la gestione di una struttura sanitaria.
  • Le capacità di leadership possono essere migliorate attraverso una formazione specifica, seminari e workshop.

6. Coinvolgimento professionale :
  • Partecipare a organizzazioni professionali, assistere a conferenze, pubblicare articoli e fare ricerca sono tutti modi per tenersi aggiornati sugli ultimi sviluppi e ampliare la sua rete professionale.
  • Può anche portare a opportunità di consulenza, di insegnamento o di parlare in pubblico.

7. Mentore :
- Dopo aver acquisito un'esperienza significativa, diventare un mentore per i giovani infermieri può essere molto gratificante. Trasmettere le proprie conoscenze e aiutare gli altri a crescere è un modo prezioso per dare un contributo alla professione.

8. Equilibrio vita-lavoro :
- Man mano che la sua carriera si sviluppa, è essenziale tenere d'occhio l'equilibrio tra lavoro e vita personale. Prendersi cura della sua salute fisica e mentale, trascorrere del tempo con la famiglia e gli amici e perseguire le passioni al di fuori del lavoro sono fondamentali per una carriera sostenibile e gratificante.

9. Prepararsi alla pensione :
- Quando si avvicina la fine della sua carriera, è saggio iniziare a pianificare la pensione. Questo può includere considerazioni finanziarie, ma anche pensare a come vuole trascorrere il suo tempo in pensione, sia che si tratti di viaggiare, fare volontariato o perseguire altre passioni.

Costruire una carriera gratificante come infermiere richiede pianificazione, formazione continua, specializzazione mirata e adattabilità ai cambiamenti e alle sfide del settore sanitario. Ogni fase offre le proprie ricompense e sfide, ed è essenziale avere una visione a lungo termine, godendosi il viaggio in ogni fase.

Capitolo 29

CONCLUSIONI
E
RIFLESSIONI

La corsa ad ostacoli dell'infermiera di neurochirurgia: la passione, sfida e dedizione

Il viaggio dell'infermiere neurochirurgico è pieno di ostacoli e richiede una combinazione di competenze tecniche, resilienza emotiva e pura determinazione. Questo percorso, sebbene arduo, è caratterizzato da una passione ardente per la medicina, da una volontà incrollabile di superare le sfide e da una profonda devozione per i pazienti.

La passione è il primo fuoco che accende questi professionisti della salute. Fin dai primi giorni della loro formazione, sono affascinati dalla complessità del cervello, quella meraviglia di architettura che racchiude i segreti della coscienza, della memoria e della personalità. Sono affascinati dalla capacità della neurochirurgia di intervenire direttamente su questo organo, per migliorare e persino salvare vite. Questa passione li spinge a immergersi in ore di studio, pratica e simulazioni, a tenersi aggiornati sui progressi tecnologici e a cercare costantemente di perfezionare le loro competenze.

Le sfide, tuttavia, sono costanti. Ogni paziente è un caso unico, con la sua storia, le sue paure e le sue speranze. Gli infermieri devono non solo padroneggiare una serie di competenze tecniche, ma anche sviluppare l'intelligenza emotiva per gestire i momenti più stressanti e incerti. Possono sorgere complicazioni, le decisioni devono essere prese rapidamente e ogni azione o inazione può avere conseguenze durature.

Ma è la dedizione ai pazienti il cuore di questa professione. L'infermiere neurochirurgico non è solo il garante della sicurezza del paziente durante un intervento, ma è anche il volto rassicurante al risveglio, la voce rassicurante nei momenti di dubbio, l'immancabile sostegno nel processo di guarigione. Questa dedizione va ben oltre la sala operatoria: comprende le consultazioni pre-operatorie, l'assistenza post-operatoria e il supporto a lungo termine.

Il viaggio dell'infermiere neurochirurgico non è solo una carriera. È una vocazione, una missione. È plasmato da una passione incrollabile per la scoperta e il servizio, dalla determinazione a superare ogni sfida incontrata e da un'impareggiabile dedizione alle persone affidate alle sue cure. In questa danza delicata tra scienza e umanità, l'infermiere neurochirurgico emerge come un pilastro essenziale, che intreccia i fili della competenza, della compassione e del coraggio.

Risorse aggiuntive
per approfondire le sue conoscenze

Per approfondire la sua conoscenza della neurochirurgia, ecco alcune risorse consigliate che possono essere particolarmente utili per gli infermieri e per chiunque sia interessato al settore:

- Libri e manuali:
    - **"Greenberg's Handbook of Neurosurgery"**: un testo completo che copre un'ampia gamma di argomenti neurochirurgici.
    - **"Neurologia per i non neurologi"**: una guida per coloro che cercano di capire le basi della neurologia e le implicazioni chirurgiche.
- Riviste specializzate:
    - Giornale di Neurochirurgia (JNS)
    - Neurochirurgia
    - Neurochirurgia mondiale
    - Queste riviste contengono articoli di ricerca, casi di studio e altri contributi scientifici recenti nel settore.

- Associazioni e organizzazioni :
    - Federazione mondiale delle società di neurochirurgia (WFNS)
    - Associazione americana dei chirurghi neurologici (AANS)
    - Associazione Europea delle Società di Neurochirurgia (EANS)
    - Queste associazioni offrono risorse, formazione, conferenze e opportunità di networking per i professionisti del settore.
- Formazione online e webinar:
    - **Coursera, Udemy, EdX**: molte università e istituzioni offrono corsi online gratuiti o a pagamento in neurologia e neurochirurgia.
    - **Webinar AANS**: per aggiornamenti regolari sui progressi e sulle pratiche attuali.
- Applicazioni e strumenti digitali :
    - **Touch Surgery**: un'applicazione di simulazione chirurgica che consente agli utenti di esercitarsi e visualizzare le procedure chirurgiche.
    - **NeuroMind**: un'applicazione che offre punteggi clinici, guide anatomiche e altri strumenti per i professionisti della neurochirurgia.
- Podcast :
    - **Podcast di Neurochirurgia**: tratta una varietà di argomenti relativi alla neurochirurgia, dalle discussioni sulle ultime ricerche alle interviste con gli esperti del settore.
- Forum e gruppi di discussione :
    - **Neurosurgery Hub**: un forum dove i professionisti possono porre domande, condividere esperienze e discutere degli ultimi progressi.

- Conferenze e simposi :
- Partecipare a conferenze specialistiche è un ottimo modo per tenersi aggiornati sulle ultime ricerche, parlare con altri professionisti e partecipare a workshop pratici.
- Centri di ricerca e ospedali specializzati:
  - Visitare o collaborare con istituzioni rinomate come la **Mayo Clinic**, la **Johns Hopkins** o altri centri neurochirurgici leader per approfondire le competenze.

Ecco un elenco di risorse rilevanti per aiutarli a saperne di più:
- Libri e manuali:
  - **"Neurosurgery"** di Guillaume Lot e Emmanuel Mandonnet: un libro di testo essenziale per gli studenti di neurochirurgia e i professionisti.
  - **"Atlante di neurochirurgia"**: una guida visiva che illustra le procedure e le tecniche più comuni.

- Riviste specializzate:
  - **Neurosurgery**: la rivista ufficiale della Società Francese di Neurochirurgia, che pubblica articoli di ricerca, recensioni e casi di studio.
  - **Journal de Neuroradiologie**: focalizzato sulla neuroradiologia, ma rilevante per chi lavora in neurochirurgia.
- Associazioni e organizzazioni :
  - **Société Française de Neurochirurgie (SFNC):** l'organizzazione offre risorse, formazione, conferenze e opportunità di networking per i professionisti del settore in Francia.

- **Association des Neurochirurgiens de Langue Française (ANLF):** promuove gli scambi tra neurochirurghi di lingua francese.
- Formazione online e webinar:
  - **Université Numérique Francophone Mondiale (UNFM):** offre corsi online gratuiti su varie materie mediche, tra cui la neurochirurgia.
  - **Webinar della SFNC:** aggiornamenti regolari sui progressi attuali e sulle migliori pratiche.
- Forum e gruppi di discussione :
  - Alcuni forum di medicina generale, come **Remede.org**, hanno sezioni dedicate alla neurochirurgia, dove i professionisti possono scambiarsi idee.
- Conferenze e simposi :
  - La SFNC e altre organizzazioni simili organizzano regolarmente conferenze e workshop specialistici in Francia e in altri Paesi francofoni.

- Centri di ricerca e ospedali specializzati:
  - Stabilimenti come l'Ospedale **Pitié-Salpêtrière** di Parigi e l'**Ospedale Universitario di Bordeaux,** tra gli altri, sono centri rinomati per la neurochirurgia e spesso offrono formazione specialistica, workshop e ricerca.
- Podcast e media :
- Anche se i podcast di neurochirurgia in francese sono più rari, è sempre una buona idea controllare regolarmente piattaforme come Spotify o Apple Podcasts per trovare programmi medici in lingua francese che potrebbero trattare argomenti correlati.

È sempre consigliabile verificare la pertinenza e la credibilità delle risorse, soprattutto quando si tratta di informazioni mediche. Anche la partecipazione a reti professionali, associazioni o istituzioni accademiche può aiutare a identificare e ad accedere alle migliori risorse disponibili.

Ispirare la prossima generazione di infermieri dedicati

L'infermieristica è una miscela unica di scienza, arte, dedizione e passione. In ogni momento della storia, gli infermieri dedicati hanno lasciato un segno indelebile, rispondendo alle esigenze dei malati, sostenendo le famiglie in difficoltà e plasmando la politica sanitaria in tutto il mondo. Oggi, di fronte a una società in rapida evoluzione e a sfide mediche senza precedenti, è fondamentale ispirare la prossima generazione di infermieri dedicati.

Immagini un giovane adulto, forse insicuro del suo percorso, ma con un desiderio innato di aiutare gli altri. Come si fa a mostrare loro la bellezza, la complessità e la profonda soddisfazione che l'assistenza infermieristica può offrire? Si inizia raccontando storie di pazienti la cui vita è stata trasformata dalle cure e dall'attenzione di un infermiere, o di infermieri stessi che hanno sfidato le tempeste per fornire un'assistenza vitale.

Anche le istituzioni educative hanno un ruolo vitale da svolgere. Non devono solo dotare gli studenti delle competenze tecniche necessarie, ma anche alimentare quella scintilla di empatia, quella sete di comprendere gli esseri umani in tutte le loro sfaccettature. I programmi di studio devono riflettere la realtà mutevole del mondo medico, pur preservando l'essenza umanistica della professione.

È anche importante abbattere gli stereotipi. Gli infermieri non sono solo figure ausiliarie all'ombra dei medici. Sono professionisti della salute a pieno titolo, capaci di giudizio clinico, ricerca e innovazione. Evidenziamo alcuni esempi di leader infermieristici, ricercatori e imprenditori che stanno superando i limiti di ciò che significa essere un infermiere.

E naturalmente, è fondamentale offrire opportunità. Tirocini, programmi di tutoraggio, scambi internazionali; ogni esperienza è una finestra sul vasto mondo dell'infermieristica. Queste opportunità permettono ai giovani aspiranti infermieri di vedere le numerose sfaccettature e specializzazioni della professione, che si tratti di neurochirurgia, cure palliative, ricerca oncologica o salute pubblica.

Infine, per ispirare, bisogna sostenere. L'infermiere è una professione impegnativa, sia fisicamente che emotivamente. È quindi essenziale creare strutture di supporto, sia attraverso gruppi di discussione, formazione continua o opportunità di sviluppo professionale.

Ispirare la prossima generazione di infermieri dedicati significa dipingere un quadro vivido di ciò che significa essere un infermiere oggi: un mix di scienza e umanità, sfida e ricompensa, storia e innovazione. È una chiamata a tutti coloro che hanno un cuore aperto e il desiderio di fare una differenza positiva nel mondo, un paziente alla volta.